Prof. Dr. med. Renate Huch
Glücklich schwanger von A–Z

Für
   T A R A

und für alle künftigen kleinen Erdenbürger, die für ein glückliches Leben gesund und unbelastet auf die Welt kommen sollen.

Die Autorin

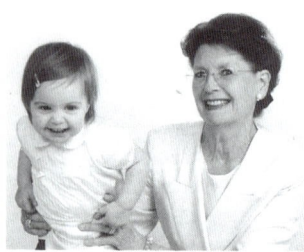

Prof. Dr. med. Renate Huch war bis zum Jahr 2004 als Ärztin und Leiterin der Forschungsabteilung an der Klinik für Geburtshilfe am Universitätsspital Zürich (Schweiz) tätig. Im Mittelpunkt ihres beruflichen Lebens standen das ungeborene Kind und die offenen Fragen zu den Möglichkeiten einer werdenden Mutter durch ihren Lebensstil im Alltag und in der Freizeit die Startchancen für ein neues Leben positiv zu beeinflussen.

Prof. Dr. Renate Huch war bis zu ihrer Emeritierung Extraordinaria an der Medizinischen Fakultät der Universität Zürich. Sie war Vorstandsmitglied in vielen geburtshilflichen Fachgesellschaften und ist heute noch in wichtigen Gremien wie z.B. der Nationalen Stillkommission in Deutschland oder der Schweizerischen Stiftung zur Förderung des Stillens aktiv. Sie ist Verfasserin vieler wissenschaftlicher Arbeiten und Bücher und erhielt zahlreiche akademische Auszeichnungen. Besonders stolz ist sie auf den Ehrendoktor der Medizinischen Fakultät Uppsala (Schweden), den sie 1985 erhielt. Seit Sommer 2003 ist sie glückliche Großmutter einer ersten Enkeltochter.

Prof. Dr. med. Renate Huch

Glücklich schwanger von A – Z

▎ Gut beraten: 461 Stichworte von Autofahren bis Zeckenbiss

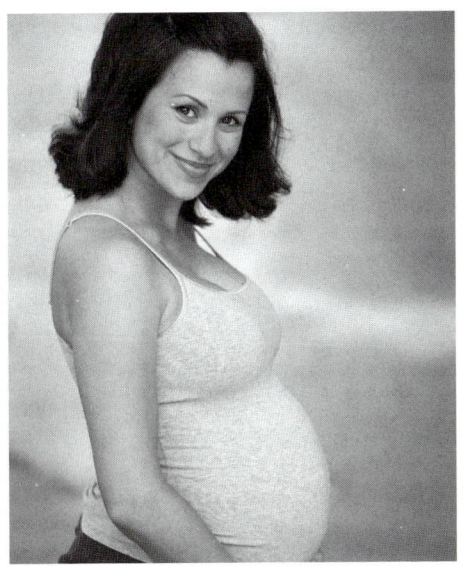

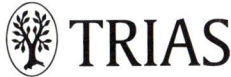

★ Vorwort

Liebe Leserin,

Sie sind schwanger – ich wünsche Ihnen, dass Sie eine glückliche Schwangerschaft ohne Komplikationen und Ängste vor sich haben. Sie werden sich regelmäßig medizinisch betreuen und untersuchen lassen, sich über Ihre körperlichen Veränderungen informieren und sie beobachten und das Wachstum und Gedeihen Ihres Kindes mitverfolgen. Dank Ultraschall ist es ja heute möglich geworden, bereits in der Schwangerschaft eine Vorstellung vom Ungeborenen zu bekommen. Medizinisch sind Sie auf der sicheren Seite!

Aus meinem langen Berufsleben im Bereich der Geburtshilfe weiß ich aber, dass darüber hinaus oft sehr viele Fragen, die sich in den langen neun Monaten wieder und wieder ergeben, offen bleiben. »Wie halte ich es mit dem geplanten Urlaub nach Mexiko? Darf ich fliegen, ist Mexiko nicht zu hoch oder wie werde ich die Wärme vertragen? Schadet meine Arbeit am Computer? Sind Handys in der Schwangerschaft gefährlich? Darf ich weiter saunen? Kann mein Kind den Lärm einer Diskothek gut ertragen? Was tue ich gegen Schlaflosigkeit und Heißhunger oder wie schütze ich mich vor Infektionen? Wie esse ich richtig, damit wir beide nicht zu kurz kommen? Darf ich meine Haustiere behalten? Kann ich weiterhin Sex mit meinem Partner genießen?«

»Wie würden Sie, Frau Doktor, an meiner Stelle entscheiden?« Ich würde antworten: Welche Informationen brauchten Sie, um diese Entscheidungen selbst zu treffen? Fast immer nämlich, auch in der Schwangerschaft, sind Lebensstil und Verhalten sehr aktive eigene Entscheidungen, die man überzeugt am besten mit guten

Kenntnissen der Fakten, der Erfahrungen anderer, der Diskussionen um das Für und Wider und auch der vorhandenen Unsicherheiten treffen kann. Sie haben es in der Hand, sich kundig zu machen. Hier liegt er vor Ihnen, der Ratgeber mit Fakten zu all diesen Fragen aus Ihrem Alltag, zu Ihrer Ernährung, Ihrem Berufsleben, zu Verkehr und Reisen, Sport und Freizeitgestaltung.

Ich bin überzeugt, dass Sie gut informiert die Monate der Schwangerschaft selbst viel mehr genießen können und gut informiert entscheidend dazu beitragen können, die *erste Umwelt Ihres Kindes in Ihrem Körper* bestmöglich zu gestalten. Ich wünsche es Ihnen!

Zürich, Februar 2005   Renate Huch

Inhalt

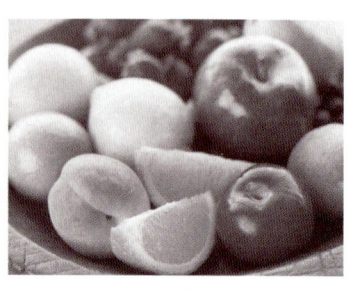

Ernährung und Genussmittel 11

Abführen, Abführmittel 12
Abnehmen 13
Alkohol 15
Body Mass Index (BMI) 17
Eisen 19
Ernährung 21
Folsäure 23
Gewicht 24
Kalzium 26
Koffein 28
Kohlenhydrate und Glykämischer Index 30
Lakritze 32
Magnesium 33
Rauchen 35
Rohes Fleisch 37
Süßstoffe 39
Vegetarische und vegane Ernährung 41
Tabus in der Ernährung 43

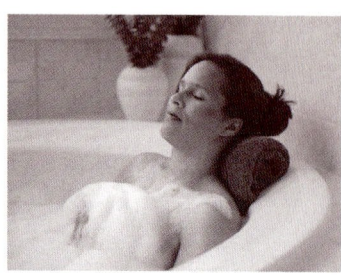

Körperpflege 45

Amalgam 46
Haarpflege (Dauerwelle, Färben, Spray) 47
Hautpflege 49
Massagen 51
Wohlfühlen 53
Zahnarztbesuch 54
Zahnpflege 56
Tabus in der Körperpflege 59

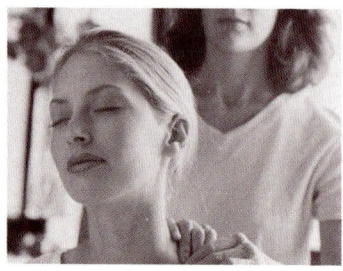

Gesundheit und Wohlbefinden 61

Akupunktur oder Akupressur 62
Arzneimittel 63

Autogenes Training	65		
Baldrian, Hopfen	66		
Drogen (Heroin, Kokain, Crack, Cannabis, Amphetamine	68		
Fußpilz im Schwimmbad	70		
Kompressionsstrümpfe	71		
Impfungen	73	**Verkehr und Reisen**	99
Indische Brücke oder Indische Wendung	75	Airbag	100
Infektionen im Schwimmbad	77	Angurten beim Autofahren	101
Kneippen, Kneipp-Kur	78	Autofahren	102
Liebe	80	Flugangst und Übelkeit beim Fliegen	104
Pflanzliche Heilmittel	82	Flugreisen	106
Rückenlage	84	Reiseapotheke	108
Schlaf und Müdigkeit	86	Reiseimpfungen	110
Schlafmittel und Psychopharmaka	88	Reisen	111
Stehen	89	Reisen in die Tropen	113
Stress und Umgang mit Stress	91	Reisen in große Höhen	115
		Reisen in Malariagebiete	117
Tragen von schweren Gegenständen	93	Sicherheitsschleusen auf Flughäfen	118
Zeckenbiss	95	Strahlenbelastung beim Fliegen	119
Tabus Gesundheit	97	Tabus im Verkehr und beim Reisen	121

Inhalt

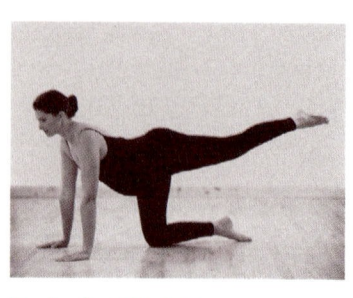

Freizeitaktivitäten und Sport — 123

Aquajogging und Aqua-Fitness — 124
Baden/Whirlpool — 125
Sauna — 127
Sonnen im Solarium — 128
Sonnenbaden — 131
Sport in der Höhe — 132
Sport – was tut mir gut? — 134
Sportarten: geeignete — 136
Sportarten: unpassende — 137
Aerobic — 139
Jogging — 140
Leistungssport — 141
Marathon — 143
Radfahren — 144
Reiten — 146
Schwangerschaftsgymnastik — 147
Schwimmen — 148
Segelfliegen — 150
Ski alpin — 151
Ski-Langlauf — 152
Tanzen — 153
Tauchen — 154
Training im Fitness-Studio — 156
Walking, Nordic Walking — 157
Wandern — 158
Yoga — 159
Tabus bei Freizeitaktivitäten und im Sport — 161

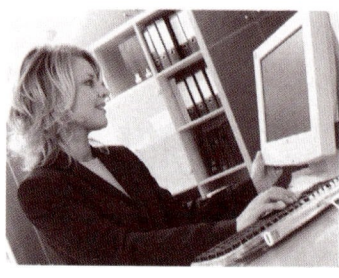

Beruf — 163

Arbeitsstunden, Überstunden, Schichtdienst — 164
Berufstätigkeit — 165
Berufstypische Risiken – körperlicher Stress — 167
Berufstypische Risiken – schädliche Stoffe — 169

Berufstypische Risiken –
Strahlen und Magnet-
felder 171

Bildschirmtätigkeit 173

Elternzeit 175

Kündigungsschutz 177

Mutterschutzgesetz 178

Tabus im Beruf 181

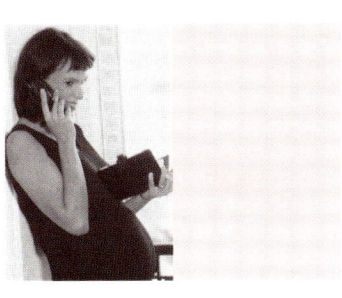

Umwelt 183

Hitze, Wärme, Kälte 184

Katzen, Hunde und
andere Haustiere 185

Lärm 187

Mobilfunk, schnurlose
Telefone, Elektrosmog 189

Mond, Vollmond 191

Passivrauchen 192

Wetter 193

Tabus Umwelt 194

Anhang

Internetadressen 195

Stichwortverzeichnis 197

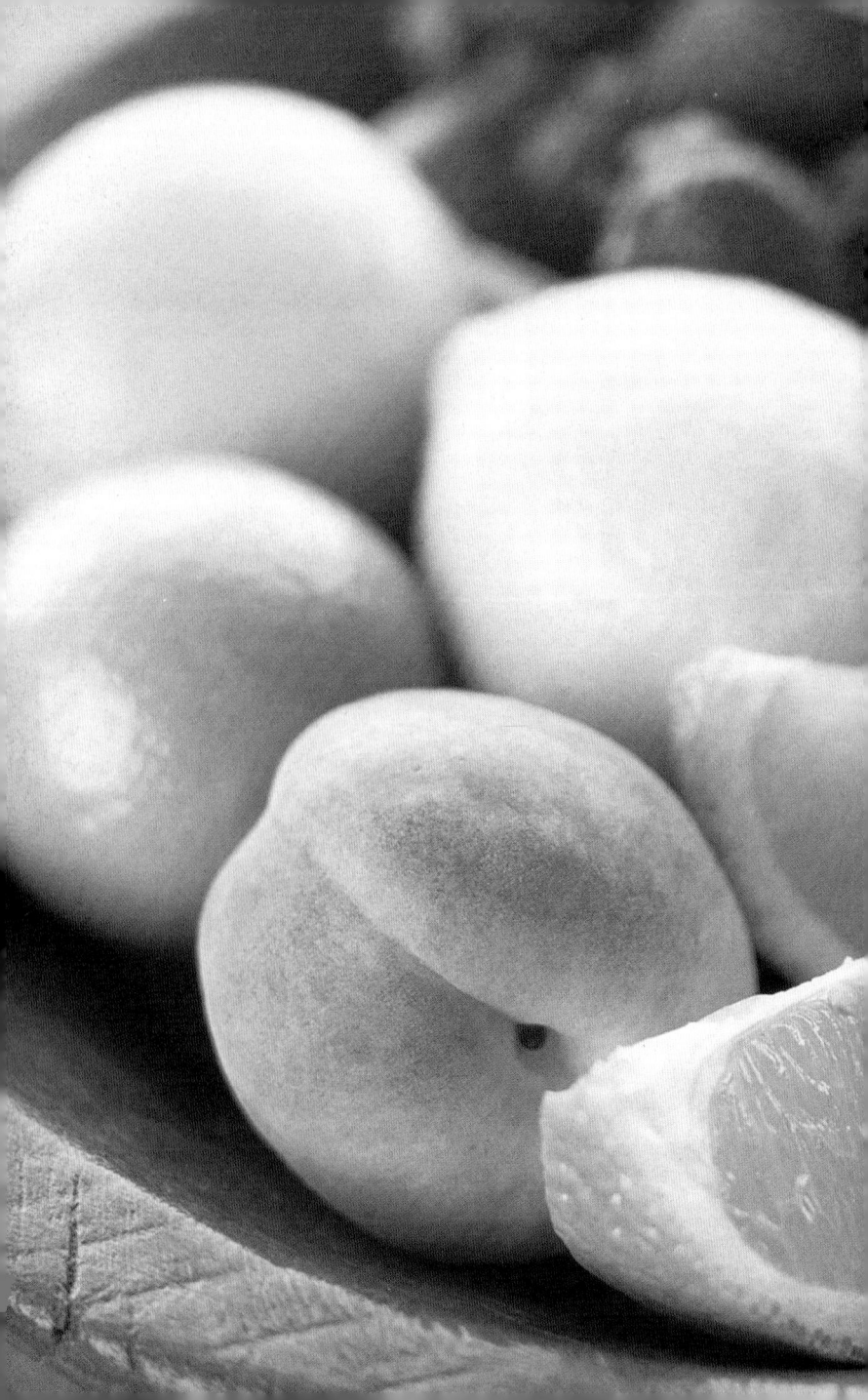

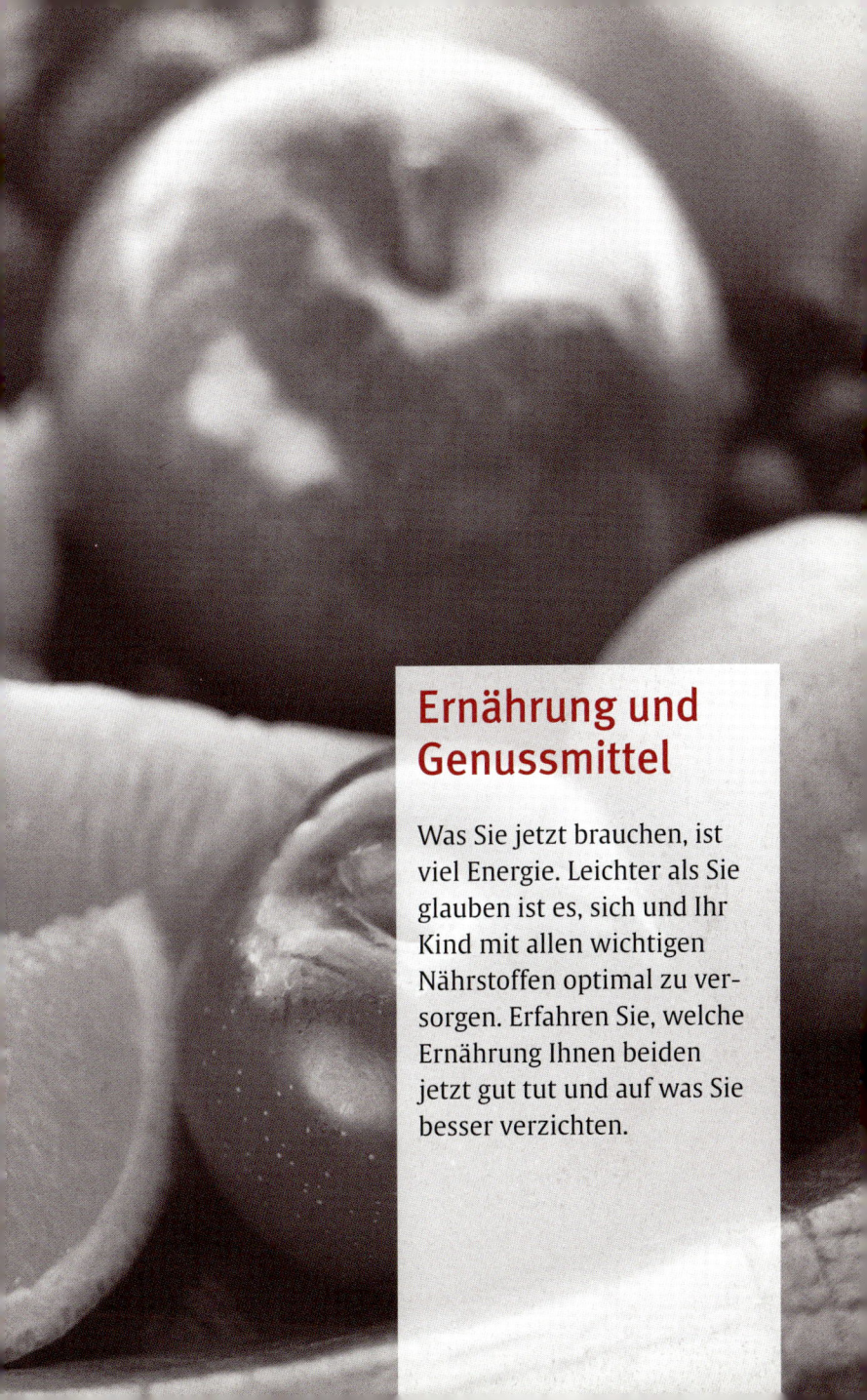

Ernährung und Genussmittel

Was Sie jetzt brauchen, ist viel Energie. Leichter als Sie glauben ist es, sich und Ihr Kind mit allen wichtigen Nährstoffen optimal zu versorgen. Erfahren Sie, welche Ernährung Ihnen beiden jetzt gut tut und auf was Sie besser verzichten.

Ernährung und Genussmittel

★ Abführen, Abführmittel

Auf einen Blick

Die Versuchung, in der Schwangerschaft zu Abführmitteln zu greifen, ist groß. Zu häufig ist eine chronische Verstopfung, wie Sie es wahrscheinlich auch bei sich schon festgestellt haben. Verstopfung zählt zu den typischen Schwangerschaftsproblemen und hat oft viele »gute Gründe«:

- Ruhigstellung des Darms durch die hohe Hormonkonzentration
- zu wenig Ballaststoffe in der Nahrung
- zu wenig körperliche Bewegung
- notwendige Einnahme von Eisentabletten
- Druck des Kindes auf die Därme

Verzichten Sie grundsätzlich in der Schwangerschaft auf Einläufe und Abführtabletten, die in die Verdauung eingreifen. Das Risiko ist zu groß, dass eine allzu rasche Darmentleerung vorzeitige Wehen auslöst. Auch pflanzliche Abführmittel, die den Wasserhaushalt des Darms beeinflussen, sollten Sie meiden.

Tipp

Natürlich nachhelfen

Es gibt zahlreiche Maßnahmen und bewährte Hausmittel, die der Verstopfung entgegenwirken. Trinken Sie täglich 2–3 Liter Wasser oder Tee. Essen Sie häufig rohes Obst *(keine Bananen)*, Früchte, Salate und grobes Vollkornbrot mit Ballaststoffen, die im Darm aufquellen und die Darmtätigkeit anregen. Als bewährte Hausmittel gelten Sauerkraut, Feigen, Trockenpflaumen oder Quell- und Füllstoffe wie Weizenkleie und Leinsamen. Gehen Sie viel spazieren. Harmlose Hilfsmittel sind Zäpfchen, die den Stuhlreflex auslösen. Bewährt hat sich auch Magnesium, das Ihnen Ihr Arzt verordnen kann.

Mehr Hintergründe

Eine wichtige Wirkung der in der Plazenta gebildeten Schwangerschaftshormone ist die Ruhigstellung der Gebärmutter in der Schwangerschaft. Sie darf sich erst bei der Geburt zusammenziehen und das Kind auf die Welt befördern. Dadurch erschlaffen überall in Ihrem Körper Gewebe und Organe, die aus der so genannten glatten Muskulatur *(nicht mit dem Willen zu beeinflussende Muskulatur)* bestehen: Ihre Blutgefäße *(eine der Ursachen für Krampfadern an den Beinen)*, Bronchien *(Asthma bessert sich dadurch meistens in der Schwangerschaft)* und u.a. der Darm. Ein träger Darm und Verstopfung sind quasi »normal« in der Schwangerschaft.

* Abnehmen

Auf einen Blick

In der Schwangerschaft müssen Sie Schluss machen mit rigorosem Abspecken. Auch wenn Sie zu den Frauen mit hohem Body Mass Index (siehe S. 18) gehören, die ständig mit den Pfunden kämpfen und von Zeit zu Zeit streng auf Ihr Gewicht achten oder gar eine Nulldiät einlegen, um Ihr Gewicht zu halten. Zu groß ist die Gefahr, dass Ihr Kind einen Mangel erleidet.

Strenge Diäten oder Fasten passen nicht zu einer Schwangerschaft. Wenn Sie mit Übergewicht in die Schwangerschaft gestartet sind, bemühen Sie sich, weniger als 10–12 kg zuzunehmen. 6–7 kg sind für vollschlanke Frauen auch ausreichend. Essen Sie viel frisches Gemüse, Salate ohne schwere Saucen, Obst, mageres Fleisch, fettarme Milchprodukte, trinken Sie reichlich ungesüßten Tee und Mineralwasser und bewegen Sie sich sehr viel.

Ernährung und Genussmittel

Sie schaffen das!

Überlisten Sie Ihren Appetit und Ihren Heißhunger mit vielen kleinen Zwischenmahlzeiten, die sehr bewusst ohne viel Fett und Kohlenhydrate zubereitet sind. Kaufen Sie sich einen Ernährungsratgeber mit Kalorientabelle und versuchen Sie es bitte keinesfalls mit Appetitzüglern. Ihre Lust auf Süßigkeiten stillen Sie besser mit getrockneten Aprikosen, Pflaumen und Apfelringen als mit Schokolade. Ab und zu ein paar Früchte sind in Ordnung – vielleicht lösen sich so mögliche Verdauungsbeschwerden ganz von selbst.

Mehr Hintergründe

Stark abzunehmen in der Schwangerschaft durch Diäten – oder erkauft mit Appetitzüglern – setzt die gesunde Entwicklung Ihres Kindes aufs Spiel. Es ist doch nicht so, wie man lange geglaubt hat: Das Kind gilt eben nicht als ein »Parasit«, der sich aus dem mütterlichen Organismus alles holt, was er braucht. Die Erfahrungen aus Schwangerschaften in Kriegs- und Hungerzeiten zeigen, dass bei schwerer Nahrungseinschränkung das Kind mehr Nachteile erleidet als die Mutter. Diäten sind oft einseitig, und der Bedarf an Vitaminen und Spurenelementen, der in der Schwangerschaft stark zunimmt, wird nicht gedeckt. Werden, wie das bei rigorosen Diäten der Fall ist, die mütterlichen Fettpolster abgebaut, können Stoffwechselprodukte oder im Fett gespeicherte Umweltchemikalien das Kind belasten. Appetitzügler steigern den Stoffwechsel und gehen – wie fast alle Medikamente – auch durch die Plazenta. Genug Nachteile, um gezieltes Abnehmen in der Schwangerschaft zum Tabu zu erklären! So wenig wie möglich zuzulegen, wenn Sie die Schwangerschaft mit Übergewicht beginnen, kann allerdings aus medizinischen Gesichtspunkten nur unterstützt werden.

* Alkohol

Auf einen Blick

Alkohol, gleich ob Sie ihn als Wein, Sekt, Bier, hochprozentige Spirituosen oder als Füllung von Pralinen zu sich nehmen, erreicht Ihr Kind rasch und ungehindert durch die Plazenta. Das Ungeborene kann Alkohol über seine unreife Leber schlecht abbauen und wird durch hohe Promillewerte in seinem Blut geschädigt.

Im ersten Schwangerschaftsdrittel können körperliche Missbildungen, nach der 12. Schwangerschaftswoche Intelligenzdefekte und Verhaltensauffälligkeiten auftreten – darüber sind sich alle Fachleute einig. Und sicher ist auch, dass für diese eindeutigen und sichtbaren Schäden exzessiv viel getrunken werden muss, nämlich mehr als 90 g reiner Alkohol täglich, z.B. 1 Flasche Wein oder 2 1/2 Flaschen Bier.

Sie interessiert sicher viel mehr, ob Sie Ihrem Kind schaden, wenn Sie hin und wieder pro Woche *ein* Glas Wein oder Sekt trinken? Darüber gibt es leider sehr unterschiedliche Ansichten. Die einen meinen, dass dieses so genannte »social drinking« akzeptabel sei, die anderen glauben, dass schon kleinste Mengen zu späteren Auffälligkeiten im Verhalten des Kindes führen können. Es ist leider nicht mit Sicherheit zu sagen, welche Minimalmenge nicht schädlich ist.

Auf Nummer sicher gehen

Wenn Sie ganz sicher sein wollen: Verzichten Sie auch auf kleinste Mengen Alkohol in Ihrer Schwangerschaft. Das gilt dann auch für alkoholfreies Bier, welches einen Alkoholrest (max. 0,5 %) aufweisen darf.

Ernährung und Genussmittel

Mehr Hintergründe

Erst ab etwa 1960 wurde der erschreckende Zusammenhang zwischen Alkohol und Schäden beim Kind erkannt. Seither analysierte man die Fakten dazu in Tausenden von Untersuchungen näher. Alkohol ist ein eindeutiges Teratogen *(missbildungsauslösende Substanz)*. Kinder von Alkoholikerinnen können kleinwüchsig auf die Welt kommen und fallen durch Intelligenzdefekte und durch typische Gesichtsveränderungen auf. Nachuntersuchungen haben zu dem traurigen Ergebnis geführt, dass die körperlichen Schäden sich zwar »etwas verwachsen«, dass aber Intelligenzdefekte und Auffälligkeiten im Verhalten sich auch in optimaler Umgebung nicht bessern.

Untersuchungen bei Kindergarten- und Schulkindern zum so genannten »social drinking« sind nicht einheitlich. Einige finden, dass Schäden nicht feststellbar oder vielleicht auch nicht messbar sind, andere zeigen, dass die Kinder »zappeliger« sind und geringere Aufmerksamkeitsspannkraft haben. Die englischen und amerikanischen Fachgesellschaften haben daher totale Alkoholabstinenz in der Schwangerschaft empfohlen.

Oft sind Paare sehr verunsichert, wenn sie annehmen, dass ihr Kind in einer Nacht gezeugt wurde, in der einer oder beide betrunken waren. Hier kann man beruhigen. Es ist sehr unwahrscheinlich, dass eine einmalige hohe Alkoholkonzentration bei der Empfängnis zu den beschriebenen Missbildungen führt. In den ersten zwei Wochen, also bevor dir Regel ausbleibt, kann dem Fötus entweder »alles« oder »nichts« schaden. »Alles«, d.h. großer Schaden, das befruchtete Ei kann sich gar nicht in die Gebärmutter einnisten, »nichts«, d.h. kein Schaden, die Zellen regenerieren sich von selbst, und die Schwangerschaft entwickelt sich normal.

∗ Body Mass Index (BMI)

Auf einen Blick
Der Body Mass Index oder abgekürzt der BMI beschreibt am besten, ob Sie die Schwangerschaft mit einem Normalgewicht, Unter- oder Übergewicht *(Adipositas)* beginnen, weil er Ihre Körpergröße berücksichtigt.

$$\text{BMI (kg/m}^2\text{)} = \text{Körpergewicht in kg}/(\text{Körpergröße in m}^2)$$

Den BMI können Sie also mit Ihrem Ausgangsgewicht und Ihrer Größe berechnen. Sie wiegen am Beginn der Schwangerschaft z.B. 55 kg und messen 1,65 m.

$$= 55 \text{ kg}/(1{,}65 \text{ m} \times 1{,}65 \text{ m})$$
$$= 55 \text{ kg}/2{,}72 \text{ m}^2$$
$$\text{BMI} = 20{,}2$$

Sie können aber diese beiden Zahlen, Ihr Gewicht und Ihre Größe, auch in der Grafik ohne zu rechnen miteinander verbinden und sehen an der mittleren Kolumne Ihren BMI.

Normal ist ein BMI von 18,5 bis 25 – darunter sind Sie untergewichtig, darüber übergewichtig – je mehr, desto weiter Sie sich vom Normalbereich entfernen.

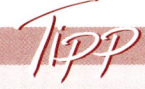

Zunehmen in der Schwangerschaft
Wenn Sie die Schwangerschaft untergewichtig beginnen, müssen Sie unbedingt ausreichend zunehmen (10–12 kg mindestens), damit Ihr Kind richtig wachsen kann. Wenn Ihr BMI über 30 ist, bemühen Sie sich, dass Sie nicht mehr als 10–12 kg zunehmen. Besser sind dann nur 6–7 kg.

Ernährung und Genussmittel

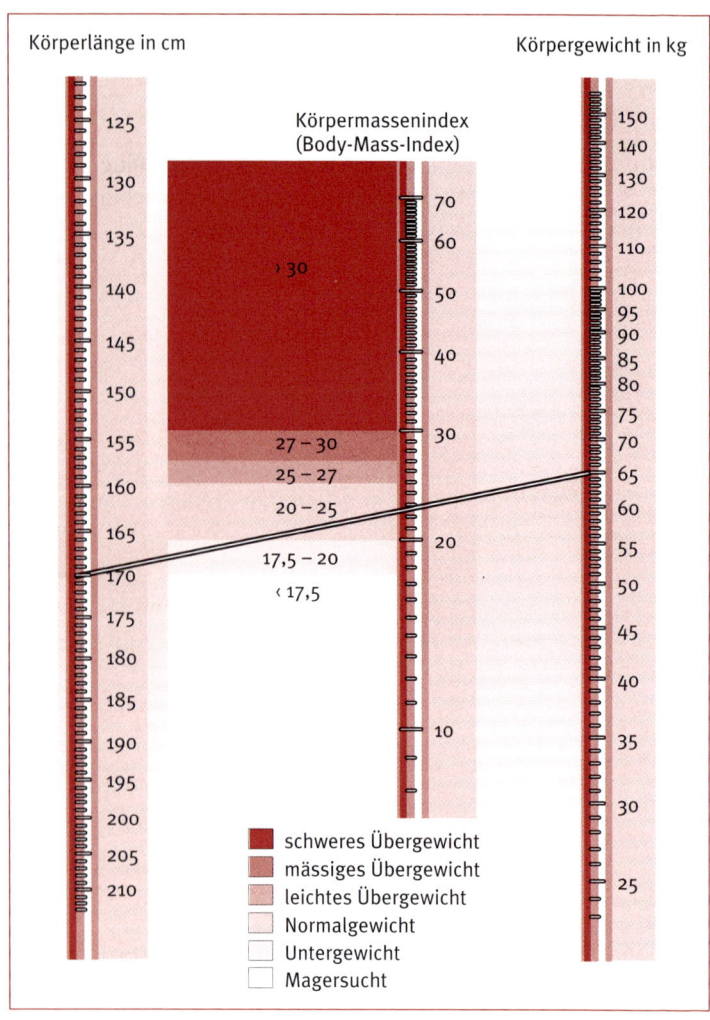

Abbildung Body Mass Index

∗ Eisen

Auf einen Blick

Um Blut und das wachsende Gewebe Ihres Kind zu bilden ist das Spurenelement Eisen absolut notwendig. Sie brauchen in der Schwangerschaft viel mehr Eisen als zuvor. Wird Eisen nicht ausreichend zugeführt oder leeren sich Ihre Speicher bedrohlich, ist Blutarmut die Folge. Deshalb kontrollieren Ihre Ärztin regelmäßig den sogenannten Hb-Wert *(Hämoglobinwert)* und die Zahl der roten Blutkörperchen.

Sie selbst können viel dazu beitragen, durch Auswahl Ihrer Nahrung und die richtige Nahrungszusammensetzung Ihren Eisenhaushalt zu verbessern. Das meiste Eisen enthält rotes Fleisch (Rindfleisch, Lamm, Schwein). Auch Fisch und Geflügel sind günstig. Vermeiden Sie aber die gleichzeitige Aufnahme von Substanzen, die die Eisenaufnahme im Darm negativ beeinflussen. Dazu gehören Tee, Kaffee, Rotwein, Fette, Sojaprodukte und Kalzium.

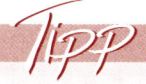

Eisenpräparate für Vegetarierinnen

Trinken Sie zu Ihren Mahlzeiten ein Glas frisch gepressten Orangensaft. Das ist gut für die Eisenverwertung und Ihren Vitaminhaushalt. Sind Sie Vegetarierin oder entwickeln Sie in der Schwangerschaft Abneigung gegen Fleisch, sollten Sie Ihre Ärztin unbedingt darüber informieren. Sie bekommen dann wahrscheinlich Eisentabletten verschrieben. Vielleicht haben Sie auch Angst, sich durch den Fleischverzehr eine Krankheit zuzuziehen? Hier sollten Sie wissen, dass es viel riskanter ist, sich und das Kind einem drohenden Eisenmangel auszusetzen, als dass Sie sich durch Fleischkonsum infizieren.

Ernährung und Genussmittel

Salate, Früchte oder generell Vitamin C (in Säften z.B.) verbessern die Eisenaufnahme im Darm. Übrigens: Eisen wird beim Kochen und Braten nicht zerstört.

Mehr Hintergründe

In jeder Schwangerschaft ist der Bedarf an Eisen höher als die mögliche Zufuhr und die Aufnahmefähigkeit der Darmzellen. Dann leeren sich die Eisenspeicher (überwiegend im Knochenmark und in der Leber). Es kommt zunächst zum Eisenmangel mit Müdigkeit, Abgeschlagenheit und Anfälligkeit für Infekte, später wird die Blutbildung beeinträchtigt. Die roten Blutkörperchen transportieren bekanntlich den Sauerstoff. Sind zu wenige da, kann Sauerstoffmangel für das Kind entstehen.

Durch bewusste Nahrungswahl und Nahrungskombination kann aber Ihr Eisenhaushalt verbessert werden. Am besten nehmen wir tierisches *Hämeisen* auf, das im Muskelgewebe und in den roten Blutkörperchen enthalten ist. Dieses Eisen aus Fleisch wird bis zu zehnmal besser aufgenommen als Eisen aus Pflanzen. Unsere durchschnittliche Nahrung enthält allerdings nur rund 10% Hämeisen, könnte aber durch bewussten Fleischkonsum auf 30% gesteigert werden. Einige Substanzen behindern die Eisenaufnahme, einige fördern sie. Vitamin C in Säften oder Obst sind wichtige Förderer, die bereits erwähnten Getränke und Milch, Milchprodukte und Kalzium bedeutsame Behinderer. Ein Glas Milch, z.B. zu einem Hamburger getrunken, kann die Eisenaufnahme aus dem Hamburger auf die Hälfte reduzieren.

★ Ernährung

Auf einen Blick

In erster Linie kommt es auf die Qualität Ihrer Nahrung an und nicht auf die Menge. Keinesfalls sollten Sie jetzt für zwei essen, schon gar nicht in den ersten drei Monaten. Und auch danach kommen täglich nur 200–300 Kalorien dazu. Wichtig ist eine ausgewogene Balance zwischen Kohlenhydraten – ideal in Form von Vollkornbrot und Obst und Gemüse – und Fetten, vorzugsweise pflanzliche Öle, und Eiweiß, am besten in Fisch, Fleisch, Eiern und Milchprodukten. Nach den Richtlinien der Deutschen Gesellschaft für Ernährung sollte sich unsere Nahrung aus ca. 55–60 % Kohlenhydraten, ca. 30 % Fett und ca. 10–15 % Eiweiß *(Protein)* zusammensetzen.

Sie und Ihr Kind haben von Anfang an einen erhöhten Bedarf an Vitaminen (Vitamin B-Komplexe, Vitamin C, Folsäure), Mineralien

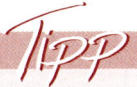

Abwechslungsreich und ausgewogen

So könnte Ihr Tages-Speisezettel aussehen, um den Bedarf aus der Nahrung zu decken: Täglich 1/2 Liter Milch oder Milchprodukte, eine Scheibe Käse, eine Scheibe gekochter Schinken, 100 g mageres Fleisch, 30 g Butter, 1 Esslöffel Pflanzenöl, 3 Kartoffeln, 200 g Gemüse, 200 g Zitrusfrüchte, 3–4 Scheiben Vollkornbrot.

Verteilen Sie das auf 5 Mahlzeiten.

Dazu pro Woche 2–3 Eier, eine Portion Fisch (Aal, Hai, Thunfisch, Heilbutt, Rotbarsch, Seeteufel, Steinbeißer und Hecht besser nicht mehrmals pro Woche, wegen erhöhter Quecksilberkonzentrationen).

und Spurenelementen (Eisen, Magnesium, Kalzium, Zink, Jod) und Eiweiß. Folsäure und Vitamin B sind in Hefeflocken, Weizenkeimen und in dunkelgrünem Gemüse vorhanden, Vitamin C in Zitrusfrüchten, Paprika, Salaten und Broccoli. Eisen findet sich in Fisch und Fleisch, Magnesium in Vollkornbrot und Nüssen, Kalzium in Milch und Milchprodukten, Zink z.B. in Käse, Innereien, Meeresfrüchten, Jod in Fisch und jodiertem Speisesalz.

Eine Zufuhr von Vitaminen und Mineralien in Form von Tabletten ist notwendig, wenn Sie
- Zwillinge erwarten
- rauchen oder Alkohol trinken
- zu wenig rote Blutkörperchen haben
- Veganerin sind

Mehr Hintergründe
Schwangere Frauen sind hoch motiviert, sich Ratschläge zur Ernährung zu Herzen zu nehmen. Entsprechende Untersuchungen haben aber auch gezeigt, wie notwendig diese Ratschläge sind. Schwangere ernähren sich oft zu einseitig und nicht vollwertig genug. Die hauptsächlichsten Fehler in der Ernährung sind:
- ungenügende Eiweißzufuhr
- ungenügendes Frühstück
- zu wenig Milch
- Mangel an ungesättigten Fettsäuren
- zu viel Zucker
- zu reichliches Abendessen

Einige Stoffe, wie z.B. Baustoffe für Eiweiß, die so genannten Aminosäuren, kann der Körper nicht selbst synthetisieren. Sie sind essentiell *(lebensnotwendig)* und müssen mit der Nahrung zugeführt werden. Das ist natürlich besonders wichtig, wenn neues Gewebe entsteht. Auch langkettige, mehrfach ungesättigte Fettsäuren *(Omega-3-Fettsäuren)*, wie sie in pflanzlichen Ölen vorkommen, sind wichtige Bausteine für das kindliche Gehirn, Nervenbahnen und Sehzellen.

* Folsäure

Auf einen Blick

Folsäure gehört zu den lebenswichtigen Vitaminen des B-Komplexes. Das Ungeborene wächst sehr schnell, braucht daher sehr viel Folsäure, und auch Ihr Bedarf ist in der Schwangerschaft erhöht. Eine Zellteilung ist ohne Folsäure unmöglich, und Wachstum geschieht durch Zellteilung.

Folsäuremangel bei der Entstehung des Kindes kann zu Fehlbildungen des Rückens, dem so genannten offenen Rücken *(Spina bifida)* und des Kopfes *(Anencephalus)* führen. Selbst wenn Sie sich mit viel Gemüse, Getreide- und Milchprodukten ganz richtig ernähren, können Sie Ihren Bedarf kaum aus der Nahrung decken. Hinzu kommt, dass dieses Vitamin sehr leicht durch Hitze oder lange Lagerung zerstört wird. Deshalb verordnet man allen Frauen, die eine Schwangerschaft planen und bereits Schwangeren täglich Folsäure in Höhe von 0,4 mg.

Bei Kinderwunsch zu Folsäure greifen

Informieren Sie Ihren Frauenarzt von Ihrem Kinderwunsch, damit er Ihnen schon vor der Empfängnis Folsäure verschreiben kann.

Ernährung und Genussmittel

Mehr Hintergründe
Eine kürzliche Erhebung hat gezeigt, dass 98 % der Schwangeren mit Folsäure unterversorgt sind. Nur 30 % nehmen ein Folsäure-Supplement bereits vor der Empfängnis oder wissen um den Nutzen. Folsäure um den Zeitpunkt der Empfängnis herum und in den folgenden Wochen danach kann das Auftreten von Fehlbildungen um zwei Drittel verringern. Bei der täglichen Einnahme von 0,4 mg Folsäure handelt es sich um die Folsäureprophylaxe *(Folsäuremangelvorbeugung)*. Sie wird von den frauenärztlichen Fachgremien und Gesundheitsbehörden empfohlen. Es gibt keinerlei Hinweise, dass Folsäure in dieser Dosierung irgendeine nachteilige Wirkung hat. Frauen, die schon einmal ein Kind mit einem offenen Rücken geboren haben, werden mit täglich 4 mg, also 10fach höher dosiert, behandelt *(Wiederholungsprophylaxe)*.

✶ Gewicht

Auf einen Blick
Es ist ganz normal, wenn Sie in der Schwangerschaft zunehmen. Es wäre sogar nicht normal, wenn Sie nicht zunehmen würden. 7 kg sollten es mindestens sein. Ideal wäre, wenn Ihre Waage am Ende der Schwangerschaft 10–12 kg mehr anzeigt. Wenn Sie untergewichtig sind, d.h. einen Body Mass Index unter 18 haben, wären sogar 12–18 kg besser.

Heutzutage ist in der Regel eher das »Zuviel« ein Problem. Aber der sichere Bereich für einen guten Schwangerschaftsverlauf und die kindliche Entwicklung ist größer als früher angenommen.

Auch 20 kg Gewichtszunahme werden meistens gut toleriert. Mit nur 10–12 kg haben Sie nach der Geburt die geringsten Probleme überflüssige Pfunde wieder loszuwerden.

Woher kommen die Extrapfunde? (ungefähre Angaben):
- Kind   3500 g
- Gebärmutter   1000–1500 g
- Fruchtwasser und Plazenta   1500 g
- Mütterliches Blutvolumen   2000 g
- Brüste   500 g
- Wassereinlagerung   2000–3000 g
- Fettdepots   2000 g

Mit dieser Summe, stetig über die 40 Schwangerschaftswochen verteilt zugenommen, werden Sie die geringsten Schwierigkeiten bekommen:
- im ersten Drittel etwa 200 g pro Woche
- im zweiten Drittel etwa 300–450 g pro Woche
- im letzten Drittel 500 g pro Woche

Sie bleiben fit und beweglich. Weitere Kilos sind in der Regel Fett, Ihrem Appetit entsprechend.

Mehr Hintergründe

Die regelmäßige Kontrolle Ihres Gewichtes ist ein wichtiger Bestandteil Ihrer Arztbesuche. Und noch wichtiger ist die kontinuierliche, nicht sprunghafte Gewichtszunahme in der Schwangerschaft. Nehmen Sie innerhalb weniger Tage auffallend an Gewicht zu, ist das verdächtig für eine übermäßige Wassereinlagerung in das Gewebe, z.B. bei einer Schwangerschaftsvergiftung *(Präeklampsie)*.

Ernährung und Genussmittel

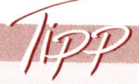

Regelmäßig rauf auf die Waage

Eine Waage sollte Ihr ständiger Begleiter in der Schwangerschaft sein. Wiegen Sie sich wöchentlich und notieren Sie das Gewicht in einer Tabelle. Eine leichte Abnahme am Anfang und Schwankungen um mehrere 100 g sind normal, nicht aber eine Zunahme von mehreren Kilos pro Woche. Informieren Sie in einem solchen Fall Ihren Frauenarzt.

Viele Untersuchungen haben gezeigt, dass Schwangerschaften, die mit Untergewicht beginnen und in denen nicht genug zugenommen wird, sich zu Problemschwangerschaften entwickeln können. Das Ungeborene wächst unterhalb der Norm, und Frühgeburten nehmen zu. Bei Schwangerschaften, die mit Übergewicht anfangen, spielt eine ausbleibende Gewichtszunahme die geringste Rolle für die kindliche Entwicklung. Wird aber mit großem Appetit gegessen und mehr als erwünscht zugenommen, treten Schwangerschaftskomplikationen deutlich häufiger auf. Die Risiken für einen Schwangerschaftshochdruck *(hypertensive Schwangerschaftserkrankung)* und eine schwangerschaftstypische Zuckererkrankung *(Gestationsdiabetes)* steigen.

*Kalzium

Auf einen Blick

Dieser Mineralstoff ist in Ihrer Ernährung jetzt von besonderer Bedeutung. Ihr Baby braucht viel Kalzium für den Aufbau seiner Knochen und Zähne, beginnend ab der 6. Schwangerschaftswoche. Auch Ihrem Körper tut ein Mangel nicht gut. Das Risiko für einen Bluthochdruck und eine Schwangerschaftsvergiftung *(Präeklampsie)* steigt bei ausgeprägter Unterversorgung. Und Ihren Knochen wird Kalzium entzogen, wenn Sie nicht genug zuführen.

Erfreulicherweise nimmt Ihr Körper in der Schwangerschaft leichter Kalzium aus der Nahrung auf als vorher, d.h. Sie müssen gar nicht viel mehr Kalzium zu sich nehmen, wenn Sie sich bereits vor der Schwangerschaft richtig ernährt haben. Die empfohlene Dosis pro Tag steigt von 1000 auf 1200 mg in der Schwangerschaft.

Diese Menge ist sehr leicht über die Nahrung aufzunehmen. Milch und Milchprodukte sind die besten Kalziumlieferanten. Auch grüne Gemüse (Broccoli, Fenchel, Kohl), Vollkornbrot und einige Mineralwasser sind gute Kalziumquellen. 250 mg Kalzium (etwa 1/5 des Tagesbedarfs) sind z.B. enthalten in

- 200 ml Milch
- 20 g Parmesankäse
- 200 g Hüttenkäse
- 250 g Fenchel
- 250 g Joghurt mit Früchten (3,5 % Fett)
- 25 g Sesamsamen

Ein Kräutergarten lohnt sich: Verhältnismäßig viel Kalzium liefern auch Petersilie und Schnittlauch!

Kalzium zum Trinken

Wenn Sie eine Abneigung gegen Milch haben oder in der Schwangerschaft entwickeln, achten Sie auf einen hohen Kalziumgehalt in dem Mineralwasser, das Sie täglich trinken.

Ernährung und Genussmittel

Mehr Hintergründe

Verschiedene Ernährungserhebungen haben gezeigt, dass Kalzium zu den Mineralstoffen zählt, die in zu geringer Menge aufgenommen werden, generell bei jungen Frauen und ganz besonders in der Schwangerschaft. Bis zu 40 g Kalzium werden während der kindlichen Entwicklung allein für die Knochen und Zähne benötigt. Da in der Schwangerschaft die Ausscheidung bei der werdenden Mutter über die Niere verringert ist und der Darm Kalzium vermehrt aufnimmt, entsteht der Mangel ausschließlich durch eine falsche Nahrungszusammensetzung. Ist der Kalziummangel bei der Mutter ausgeprägt, nimmt die Knochendichte beim Kind ab.

★ Koffein

Auf einen Blick

Es gibt keinen Grund für Sie, auf die anregende Wirkung von 2–3 Tassen Kaffee pro Tag zu verzichten. Das gleiche gilt für andere Getränke, die alle Koffein enthalten, allerdings in geringerer Konzentration. Wussten Sie, dass auch Schokolade Koffein enthält?

Koffein gehört zu den am häufigsten benutzten psychoaktiven *(auf die Psyche bzw. das Zentralnervensystem wirkenden)* Substanzen. In der Schwangerschaft besteht allerdings eine Besonderheit: Aus ungeklärten Gründen verlangsamt sich der Abbau und die Ausscheidung von Koffein, d.h. die Koffeinkonzentration ist bei Ihnen und dem Kind über viele Stunden viel höher als sonst. Die Plazenta ist keine Schranke für Koffein.

Bei schwangeren Frauen, die mehr als 7–8 Tassen pro Tag trinken, ist das Risiko für eine Wachstumsverzögerung des Kindes oder sogar eine Totgeburt deutlich höher. Viel Koffein ist also Gift für das Ungeborene. Bei 2 oder 3 Tassen pro Tag wurden keinerlei Probleme beobachtet.

Zwei bis drei Tassen schaden nicht

Beschränken Sie aus Vorsichtsgründen Ihren Kaffeekonsum auf maximal 3 Tassen pro Tag (bzw. entsprechende Mengen anderer koffeinhaltiger Getränke wie Tee, Coca-Cola und Energy-Drinks). Es gibt keinen Grund auf Ihren Kaffee am Morgen zu verzichten: Ein großer Milchkaffee deckt sogar fast Ihren zusätzlichen Bedarf an Kalzium.

Mehr Hintergründe

Exzessiver Koffeingenuss kann zu Schwangerschaftsproblemen führen – eine neue Untersuchung aus Dänemark bei fast 20 000 Schwangerschaften, wo der tägliche Kaffeekonsum notiert wurde, bestätigt dies. Je mehr Kaffee pro Tag getrunken wurde, umso höher war das Risiko für eine Totgeburt. Dabei wurde berücksichtigt, dass Kaffeekonsum auch oft mit Rauchen zusammenhängt. Bei täglich acht oder mehr Tassen Kaffee stieg das Risiko für eine Totgeburt um 300 % an gegenüber Schwangerschaften, in denen kein Kaffee konsumiert wurde.

Dass Koffein wie Gift beim Ungeborenen wirkt, kann verschiedene Gründe haben. Forscher aus Finnland haben mit Ultraschall festgestellt, dass bereits nach 2 Tassen starkem Kaffee die Gebärmutterdurchblutung abnimmt. Es können aber auch die direkten Wirkungen des Koffeins sein, die Kreislauf und die Hirnaktivität beim Kind steigern.

Ernährung und Genussmittel

Koffein hat beim Erwachsenen eine Halbwertszeit *(Zeit, nach der die Hälfte der aufgenommenen Menge wieder ausgeschieden ist)* von fünf Stunden. In der Schwangerschaft steigt diese Zeit auf 10–18 Stunden an. Koffein verweilt also dreimal länger im Körper als sonst. Für das Ungeborene fürchtet man, dass diese Zeit mehrere Tage betragen kann. Außerdem kann sich Koffein beim Kind anreichern, da seine unreife, fetale Leber die rasche Ausscheidung verhindert.

Der Koffeingehalt speziell im Kaffee kann unterschiedlich hoch sein. Er rangiert von 40–150 mg pro Tasse, je nachdem wie stark er ist. Die meisten Empfehlungen gehen von einer mittleren Konzentration von 85 mg aus. In Medikamenten beträgt die Koffeindosis 15–200 mg. Viele der Medikamente mit Koffein sind rezeptfrei erhältlich.

★ Kohlenhydrate und Glykämischer Index

Auf einen Blick

Nach den Richtlinien der Deutschen Gesellschaft für Ernährung soll Ihr täglicher Speiseplan zu 55–60 % aus Kohlenhydraten bestehen. Aus Kohlenhydraten wie z.B. Stärke entsteht bei der Verdauung Traubenzucker, der zum Kind durch die aktive Mithilfe der Plazenta zum Aufbau seiner Gewebe und seines Energiestoffwechsels geschleust wird. Ihre Mahlzeiten müssen also reich an Kohlenhydraten sein. Doch Kohlenhydrate sind nicht gleich Kohlenhydrate. Je nach Art werden sie unterschiedlich schnell aufgenommen. Je schneller dies geschieht, umso höher steigt vorübergehend Ihr Blutzuckerspiegel, weil die Bauchspeicheldrüse mit der Produktion von Insulin *(einem Hormon, das den Blutzuckerspiegel senkt)* nicht nachkommt. Bei etwa jeder 10. schwangeren Frau stößt die Bauchspeicheldrüse im Laufe der Schwangerschaft an ihre Grenzen und ein Schwangerschaftsdiabetes *(Gestationsdiabetes)* entsteht.

Gut sind Sie deshalb beraten, wenn Sie Kohlenhydrate auf Ihren Speiseplan setzen, die Traubenzucker sehr langsam freisetzen. Hier ist der so genannte Glykämische Index (GI) sehr hilfreich. Er gibt in Zahlen die blutzuckersteigernde Wirkung an. Reiner Traubenzucker ist der Referenzpunkt und hat einen GI von 100. Alles weit unterhalb von 100 ist günstig:

- Einen hohen Glykämischen Index haben z.B. Bier, Weißbrot, Bratkartoffeln, Schnellkochreis, Cornflakes – alle über 80
- Einen mittleren Glykämischen Index haben z.B. Salzkartoffeln, Teigwaren, Schokolade, Mischbrot, Bananen – alle zwischen 80 und 60
- Einen niedrigen Glykämischen Index haben z.B. Vollkornbrot, Milch, Joghurt, Obst und Gemüse – alle teils beträchtlich unter 50

Müsli zum Frühstück

Bevorzugen Sie Lebensmittel mit einem niedrigen Glykämischen Index. Greifen Sie zu bei Produkten wie Vollkorn-Nudeln oder ungeschältem Reis. Frühstücken Sie anstelle von Brötchen oder Toastbrot besser Haferflocken oder Müsli. Lebensmittel, die Sie lange satt halten, zählen meistens auch zu denen mit niedrigem Glykämischen Index.

Ernährung und Genussmittel

Mehr Hintergründe
Der Rat, Lebensmittel mit einer geringen blutzuckersteigernden Wirkung bevorzugt zu essen, ist nicht nur für Sie in der Schwangerschaft nützlich. Auch Ihrer Familie kommt eine bewusstere Auswahl nicht nur im Hinblick auf die Kalorien zugute. Bewegungsmangel und Übergewicht sind die Wegbereiter für den immer häufiger auftretenden Typ-2-Diabetes *(Altersdiabetes)*. Eine Schwangerschaft gilt bei Frauen als ein weiterer möglicher Risikofaktor. Fachleute halten das Versagen der Bauchspeicheldrüse und das Auftreten des Diabetes in der Schwangerschaft als eine Art vorweggenommenen Altersdiabetes. Frauen mit einem hohen Body Mass Index am Beginn der Schwangerschaft und einer starken Gewichtszunahme während der Schwangerschaft (über 18–20 kg) gelten als besonders gefährdet. Ein zu hoher Blutzuckerspiegel führt dem Kind zu viele Kalorien zu. Es wird groß und dick. Auch andere Schwangerschaftskomplikationen nehmen zu.

∗ Lakritze

Auf einen Blick
Vielleicht gehören Sie zu den Frauen, zu deren besonderen Gelüsten in der Schwangerschaft Lakritze gehört? Lakritze wird aus Süßholz *(Glycyrrhizin)* hergestellt. Süßholz ist als Medikament hochaktiv. Es ist z.B. in vielen chinesischen Kräutermixturen und in einigen Hustensäften enthalten. Ärzte aus Finnland warnen vor regelmäßigem Lakritzekonsum, weil sonst Babys zu früh auf die Welt kommen können.

Lakritzefans aufgepasst!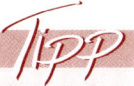

Versuchen Sie, Lakritze oder lakritzehaltige Süßigkeiten gegen einen anderen Genuss zu tauschen. Meiden Sie chinesische Kräutermixturen, die nicht in ihrer Zusammensetzung deklariert sind und deren Herstellung nicht den hiesigen Auflagen für die Produktion pflanzlicher Heilmittel entspricht.

Mehr Hintergründe

Dass Süßholz *(Glycyrrhizin)* den Blutdruck in die Höhe treiben kann, war schon länger bekannt. Jetzt ist Glycyrrhizin in den Verdacht geraten, auch vorzeitige Wehen auszulösen, die die Geburt in Gang setzen. In der Studie der finnischen Ärzte hatten Schwangere mit regelmäßigem hohen Konsum ein dreifach größeres Risiko für eine Frühgeburt als Frauen mit niedrigem oder gar keinem Konsum.

* Magnesium

Auf einen Blick

Auch Magnesium müssen Sie in der Schwangerschaft in ausreichender Menge zu sich nehmen. Allerdings ist die Versorgung mit Magnesium bei unseren Ess- und Düngegewohnheiten unzureichend. In der Schwangerschaft brauchen Sie mehr als sonst – auch weil Ihr Körper Magnesium beschleunigt ausscheidet.

Ernährung und Genussmittel

Magnesium ist für den Energie- und Eiweißstoffwechsel in der Zelle wichtig und auch am Aufbau von Knochen und Zähnen beteiligt. Eine besondere Rolle spielt Magnesium in der Muskulatur. Ein Mangel führt zu Muskelkrämpfen. Am ehesten spüren Sie diesen Mangel bei (meist nächtlichen) Wadenkrämpfen. Zieht sich aus diesem Grund Ihre Gebärmutter zusammen, könnte die Geburt gefährlich früh beginnen.

Natürliche Magnesiumquellen sind
- grüne Gemüse
- Beeren
- Bananen
- Orangen
- Nüsse und Mandeln
- Naturreis
- Vollkornbrot
- Milchprodukte

Auf der ganz sicheren Seite sind Sie, wenn Ihnen Ihr Frauenarzt ein Magnesiumpräparat verschreibt. Eine in der Schwangerschaft fast erwünschte Nebenwirkung von Magnesium ist die Wirkung auf den Darm: Magnesium hilft wirksam bei Verstopfung.

Magnesium verträgt Eisen nicht

Wenn Sie gleichzeitig ein Eisenpräparat einnehmen, ist es sinnvoll, beide Präparate im Abstand von mindestens 2 Stunden einzunehmen, weil sich sonst die Aufnahme beider Substanzen gegenseitig behindert.

Mehr Hintergründe

Der Tagesbedarf an Magnesium steigt in der Schwangerschaft auf 300–450 mg. Er ist besonders hoch am Ende der Schwangerschaft, weil viel in das kindliche Gewebe eingelagert wird und Ihr Körper über die Nieren zunehmend mehr ausscheidet. Der Zusammenhang zwischen Magnesiummangel und Nachteilen für Mutter und Kind ist sicher. Fehl- und Frühgeburten werden auf einen ausgeprägten Magnesiummangel zurückgeführt. Viele Ärzte verordnen daher etwa ab der 16. Schwangerschaftswoche Magnesium, bevor erste Anzeichen eines Magnesiummangels, wie z.B. Übererregbarkeit der Muskeln (Wadenkrämpfe!), deutlich werden. Krämpfe, wie sie z.B. bei einer Schwangerschaftsvergiftung *(Präeklampsie)* sehr gefürchtet sind, und vorzeitiges Einsetzen der Wehen können mit hohen Dosen Magnesium behandelt werden.

✶ Rauchen

Auf einen Blick

Was Sie auch tun, Sie teilen alles mit Ihrem Baby – auch den blauen Dunst. Die giftigen Stoffe erreichen Ihr Kind innerhalb weniger Sekunden nach dem ersten Zug an der Zigarette und bleiben dort in hoher Konzentration und sehr lange, weil Abbau und Ausscheidung aufgrund der Unreife der Leber und Nieren des Kindes verzögert sind. Das Nikotin verengt die zarten Blutgefäße, das kleine Herz fängt schneller an zu schlagen, und Kohlenmonoxid macht dem Sauerstoff das Transportvehikel (rote Blutkörperchen) im Blut streitig. Chronischer Sauerstoffmangel ist die Folge. Sauerstoff ist zum Wachstum und zur Ausbildung der Hirnstrukturen unverzichtbar. Aus der langen Liste der messbaren Nachteile, wenn Sie rauchen, eine kleine Auswahl:

Ernährung und Genussmittel

- Die Fehlgeburtenhäufigkeit steigt.
- Blutungen und falscher Sitz der Plazenta *(Placenta praevia – direkt vor dem Muttermund)* sind häufiger.
- Deutlich niedrigeres Geburtsgewicht, es liegt bei etwa 200 g pro gerauchtes Päckchen Zigaretten pro Tag.
- Größere Anfälligkeit des Kindes nach der Geburt für Infektionen, Atemstörungen, plötzlichen Kindstod.

Sie wissen das alles? Und Sie möchten aufhören und können es nicht? Weiß Ihre Umgebung, wie sehr Sie darunter leiden, es nicht zu schaffen? Nur jeder 2. Frau gelingt es, vom Glimmstengel loszukommen.

Sie und Ihr Kind können so von einer viel intensiveren Betreuung profitieren und Hilfen (psychologische Beratungsstellen zur Suchtbekämpfung, Behandlung mit Nikotinersatzprodukten, ärztliche Gespräche) vermittelt bekommen.

Aufhören oder reduzieren

Besprechen Sie mit Ihrem Frauenarzt in aller Offenheit, wie viel Sie rauchen und dass Sie Hilfe brauchen, weniger oder gar nicht zu rauchen. Auch wenn Sie nicht aufhören können: Jede nicht gerauchte Zigarette nützt dem Kind.

Mehr Hintergründe

Wie schädlich das Rauchen in der Schwangerschaft ist, weiß heute fast jeder. Zahlenmäßig gibt es keine häufigeren Schäden, die den Ungeborenen vermeidbar zugefügt werden. In jeder 5. Schwangerschaft (!) raucht das Kind mit, ob es will oder nicht. Das Ungeborene ist *der* Passivraucher par excellence, ohne dem Rauch entgehen zu können.

Sehr schwer ist es, Frauen zu helfen, sich von dieser Sucht zu befreien. Hier ist kein erhobener Zeigefinger, sondern liebevolle Unterstützung vom Partner und Verständnis bei den Ärzten gefragt. Eine Schwangerschaft, in der geraucht wird, gilt als eine Risikoschwangerschaft und muss engmaschig betreut werden. Der gemeinsame »Kampf« muss um *jede* Zigarette gekämpft werden. Zu jedem Zeitpunkt in der Schwangerschaft ist ein Aufhören oder die Reduktion der täglichen Zigarettenmenge ein Segen für das Kind. Auch abruptes Aufhören, wie es bei harten Drogen (Heroin, Methadon) gerade nicht geschehen soll, schadet nicht (auch wenn gegenteilige Meinungen umhergeistern!). Ein Glück ist, dass nach allem, was man weiß, Rauchen – anders als Alkohol – keine Missbildungen verursacht.

✶ Rohes Fleisch

Auf einen Blick
Wenn durch eine Untersuchung bei Ihnen festgestellt wurde, dass Sie gegen die sonst eher harmlose Toxoplasmose nicht immun sind, wissen Sie, dass Sie rohes Fleisch (z.B. Tartar oder Mett) in der Schwangerschaft meiden müssen. Aber rohes Fleisch kann auch durch andere Erreger für Lebensmittelvergiftungen verunreinigt sein, z.B. Bakterien *(Campylobacter, Salmonellen, E. coli)* und krank machen. Schwangere sollten jeder Möglichkeit einer Infektion in der Schwangerschaft wegen der Gefahr einer möglichen Frühgeburt aus dem Weg gehen.

Ernährung und Genussmittel

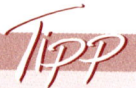

Fleischregeln

Als besonders heikel gelten rohes Geflügelfleisch und rohes Hackfleisch – je stärker rohes Fleisch zerkleinert ist, um so schneller muss es verarbeitet werden. Beachten Sie beim Umgang mit rohem Fleisch folgende Regeln zu Ihrer persönlichen Hygiene:

- Gründliche Reinigung von Händen und Fingernägeln.
- Hände immer mit sauberem Tuch trocknen.
- Hautrisse oder -wunden an den Händen gut abdecken.

Im Umgang mit dem Fleisch:

- Fleisch nach dem Kauf sofort in den Kühl- oder Tiefkühlschrank geben.
- Andere Lebensmittel vor auslaufendem Fleischsaft schützen.
- Gehacktes Fleisch nicht länger als 1 Tag aufbewahren.
- Messer und Bretter gründlich reinigen, mit sauberem Tuch oder Haushaltspapier trocknen.
- Rohen Fleischsaft mit Haushaltspapier oder Einwegtüchern aufsaugen.
- Marinaden z.B. von Grillsteaks nicht anschließend für Saucen verwenden.
- Marinade an den Fingern nicht ablecken.
- Hacksteaks und Geflügelfleisch immer vollständig durchbraten oder -garen.

Küchenputzlappen und Geschirrtücher sind Bakterienreservoires. Am besten waschen Sie sie in der Waschmaschine bei mindestens 60 Grad.

Mehr Hintergründe
Viele Lebensmittelvergiftungen entstehen, weil notwendige Hygienemaßnahmen nicht lückenlos eingehalten werden. In der Schwangerschaft kann eine Lebensmittelvergiftung womöglich eine Fehl- oder Frühgeburt auslösen. Der allerwichtigste Schutz ist, Fleisch komplett durchzugaren, so lange bis kein Fleischsaft mehr austritt. Das tötet die Bakterien mit Sicherheit ab.

*Süßstoffe

Auf einen Blick
Zucker versüßt den Alltag, auch in der Schwangerschaft. Aber er liefert nichts anderes als leere Kalorien, 400 kcal pro 100 g und er enthält weder Vitamine noch Mineralstoffe. Ihren Bedarf an Kohlenhydraten decken Sie viel gesünder mit Stärke, die Sie in Form von Reis, Teigwaren, Brot und Kartoffeln zu sich nehmen. Reiner Zucker sollte höchstens 10 % Ihrer täglichen Nahrung ausmachen. Das sind also höchstens 50 g Zucker. Ein 1/2 Liter Coca-Cola z.B. enthält bereits 60 g Zucker.

Zum Süßen von Tee, Kaffee oder anderen Lebensmitteln bieten sich Süßstoffe an. Die wichtigsten sind:
- Saccharin (Handelsnamen z.B. M-Saccharin)
- Cyclamat (Handelsnamen z.B. Natreen, Zucrinet)
- Aspartam (Handelsnamen z.B. Assugrin, Zucritam, NutraSweet)

Süßstoffe haben im Vergleich zu Zucker eine zum Teil mehr als hundertfache Süßkraft, nehmen keinen Einfluss auf Ihren Zuckerstoffwechsel (Schutz Schwangerschaftsdiabetes!) und schaden

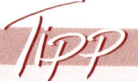

Cola-light-Konsum

Obwohl Sie täglich bis zu 1,5 l Cola light trinken können – auch in Bezug auf das Koffein –, sollten Sie Cola trotzdem in Maßen genießen. Die enthaltene Phosphorsäure bindet Kalzium, von dem Sie in der Schwangerschaft ausreichende Mengen brauchen. Also häufiger mal auf Limos mit Süßstoff umsteigen, die keine Phosphorsäure enthalten.

nicht Ihren Zähnen. Sie sind intensiv auch für die Nutzung in der Schwangerschaft untersucht worden und gelten als sicher – auch wenn mitunter Warnungen herumgeistern. Wie für alle Zusatzstoffe gilt auch hier, dass während der Schwangerschaft keine exzessiven Mengen konsumiert werden sollten.

Mehr Hintergründe

Künstliche Süßstoffe sind in der Vergangenheit mehrfach in Verruf geraten: Krebsauslösung *(cancerogene Wirkung)* und Erbgutschädigung *(mutagene Wirkung)* standen bei den Befürchtungen im Vordergrund. Die amerikanischen Gesundheitsbehörden hatten sogar die Zulassung von Saccharin für einige Jahre aufgeschoben. Zahlreiche Studien haben dann aber gezeigt, dass bei üblichen Konsummengen keinerlei Schäden beim Menschen zu befürchten sind.

Auch während der Schwangerschaft wurden in keiner Untersuchung alarmierende Hinweise auf eine Schädigung beobachtet. Cyclamat und Aspartam sind uneingeschränkt auch in der Schwangerschaft einsetzbar. Für Saccharin gab es Vorbehalte, denen allerdings von einigen Experten vehement widersprochen wurde.

⁎ Vegetarische und vegane Ernährung

Auf einen Blick
Wenn Sie sich vegetarisch ernähren und womöglich nur auf Fleisch verzichten, aber Milch und Milchprodukte, Eier und sogar Fisch essen, müssen Sie sich keine Sorgen machen, dass Ihr Kind unterversorgt wird. Die Regel heißt: Je mehr Lebensmittelgruppen Sie von Ihrem Speiseplan streichen, desto gründlicher sollten Sie Bescheid wissen, wie Sie für sich und Ihr Kind den Bedarf an Mineralstoffen, Vitaminen und Eiweiß decken.

Es gibt verschiedene Formen des Vegetarismus:

▌ Ovo-Vegetarierin	kein Fleisch (inkl. Wurst), Fisch, Milchprodukte, aber Eier und Eierprodukte
▌ Lakto-Vegetarierin	kein Fleisch (inkl. Wurst), Fisch, Eier, aber Milch und Milchprodukte
▌ Ovo-Lakto-Vegetarierin	kein Fleisch (inkl. Wurst), Fisch, aber Eier. Eierprodukte, Milch und Milchprodukte
▌ Veganerin	keine Nahrungsmittel, die vom Tier stammen, d.h. kein Fleisch (inkl. Wurst), Fisch, Eier- und Milchprodukte und anderes – z.B. kein Honig

Wenn Sie Veganerin sind, besteht für das Ungeborene das größte Risiko. Ihnen fehlt gerade jetzt in der Schwangerschaft Vitamin B_{12}, das nur in tierischen Nahrungsmitteln enthalten ist. Mit einem gründlich ausgearbeiteten Plan für Ihre Ernährung, die Vollkornbrot, Vollkornreis, Kartoffeln, Müsli, Nüsse, Hülsenfrüchte, Gemüse und Obst enthält, können Sie aber zumindest ausreichend Kohlenhydrate und Eiweiß aufnehmen. Vitamine wie B_{12}

Ernährung und Genussmittel

und Mineralien und Spurenelemente (Eisen, Jod, Folsäure, Zink und Kalzium) sollten Sie sich zusätzlich verordnen lassen. Berichten Sie Ihren Frauenarzt ungefragt am Beginn Ihrer Schwangerschaft über Ihre besonderen Ernährungsgewohnheiten. So kann aus ärztlicher Sicht entschieden werden, ob Sie eine Ernährungsberaterin aufsuchen sollten.

Ohne Fleisch geht's auch

Eier sind wichtige Lieferanten von Eiweiß, Mineralstoffen (Eisen und Kalzium) und Vitaminen (A, B, E). Zwei Eier ersetzen eine Portion Fisch, Fleisch oder Geflügel. Allerdings müssen sie in der Schwangerschaft hart gekocht werden, um ein Salmonellenrisiko auszuschließen. Um möglichst viele Vitamine zu erhalten, garen Sie Gemüse so kurz wie möglich mit wenig Wasser. Vitamine werden durch Hitze, übrigens auch durch lange Lagerung, zerstört.

Mehr Hintergründe

Solange Eier und Milch auch bei einer strengen vegetarischen Diät auf dem Speiseplan stehen, ist bei einer sehr bewussten und umsichtigen Auswahl anderer Nahrungsmittel nicht mit Mangelproblemen zu rechnen. Am ehesten wird Eisen fehlen, da Fleisch und Fisch als gute Eisenquellen wegfallen. Eine Ernährung ohne Eier und Milch in der Schwangerschaft birgt jedoch die Gefahr, dass ein Mangel an Kalzium, Vitamin B_{12} und Eiweiß entsteht. Auch Berichte über Vitamin-D-Mangel bei Schwangeren liegen vor. Geistige und körperliche Schäden beim Ungeborenen drohen als Folge.

★ Tabus in der Ernährung

Was Sie besser nicht zu sich nehmen sollten:
- Nicht-pasteurisierte Milch oder Rohmilchkäse (Gefahr der Infektion mit Bakterien *(Listerien)*)
- Weichgekochte oder nicht durchgebratene Eier (Gefahr der Infektion mit Bakterien *(Salmonellen)*)
- Eierspeisen (z.B. Tiramisu) aus rohen Eiern
- Rohes oder halbgares Fleisch und Fisch (Steak, Hackfleisch, Tartar, Salami, Geflügel, Sushi u.v.a.) (Gefahr der Infektion mit Parasiten und Bakterien *(Toxoplasmen, Listerien, Salmonellen)*)
- Mehr als eine Fischmahlzeit pro Woche der Sorten: Aal, Hai, Thunfisch, Heilbutt, Rotbarsch, Seeteufel, Steinbeißer und Hecht (Hohe Quecksilber- und Dioxinrückstände, toxisch *(giftig)* für das Kind)
- Erdnüsse, Erdnussbutter für Mütter, die ein Risikokind erwarten: d.h. mindestens ein Elternteil leidet an einer Allergie
- Keine Lebermahlzeit in den ersten drei Monaten und nicht mehr als eine Lebermahlzeit pro Woche danach (Gefahr durch Überdosis Vitamin A, toxisch für das Kind)
- Innereien (Gefahr: Schadstoffrückstände, toxisch für das Kind)
- Ungewaschene Salate, Früchte, Gemüse (Gefahr der Infektion (Befall) durch Parasiten *(Toxoplasmen, Fuchsbandwurm)*)
- Speiseeis (Softeis) aus unsicherer Herstellung und Straßenverkauf (Gefahr der Infektion mit Bakterien *(u.a. Salmonellen)*)
- Keine Eiswürfel für Getränke aus unsicheren hygienischen Verhältnissen
- Alkoholische Getränke (Alkohol in hoher Konzentration, toxisch für das Kind)
- Zigaretten (Nikotin, Kohlenmonoxid und andere Schadstoffe, toxisch für das Kind)
- Drogen und alle Psychopharmaka (in die Gehirnfunktion eingreifende Stoffe, toxisch für das Kind)
- Keine Abmagerungs- oder Fastenkuren (fehlende Nährstoffe und Vitamine für das Kind)

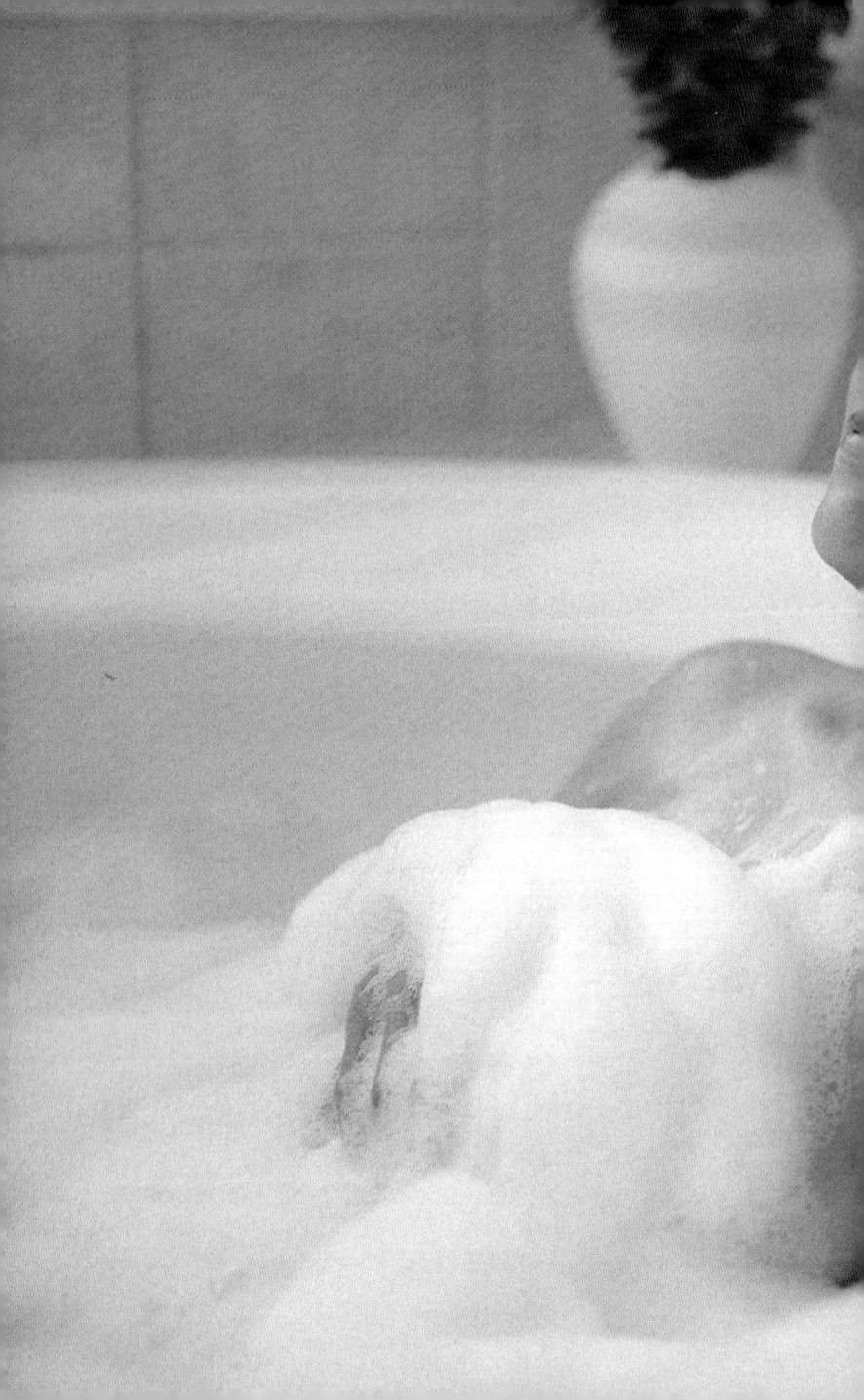

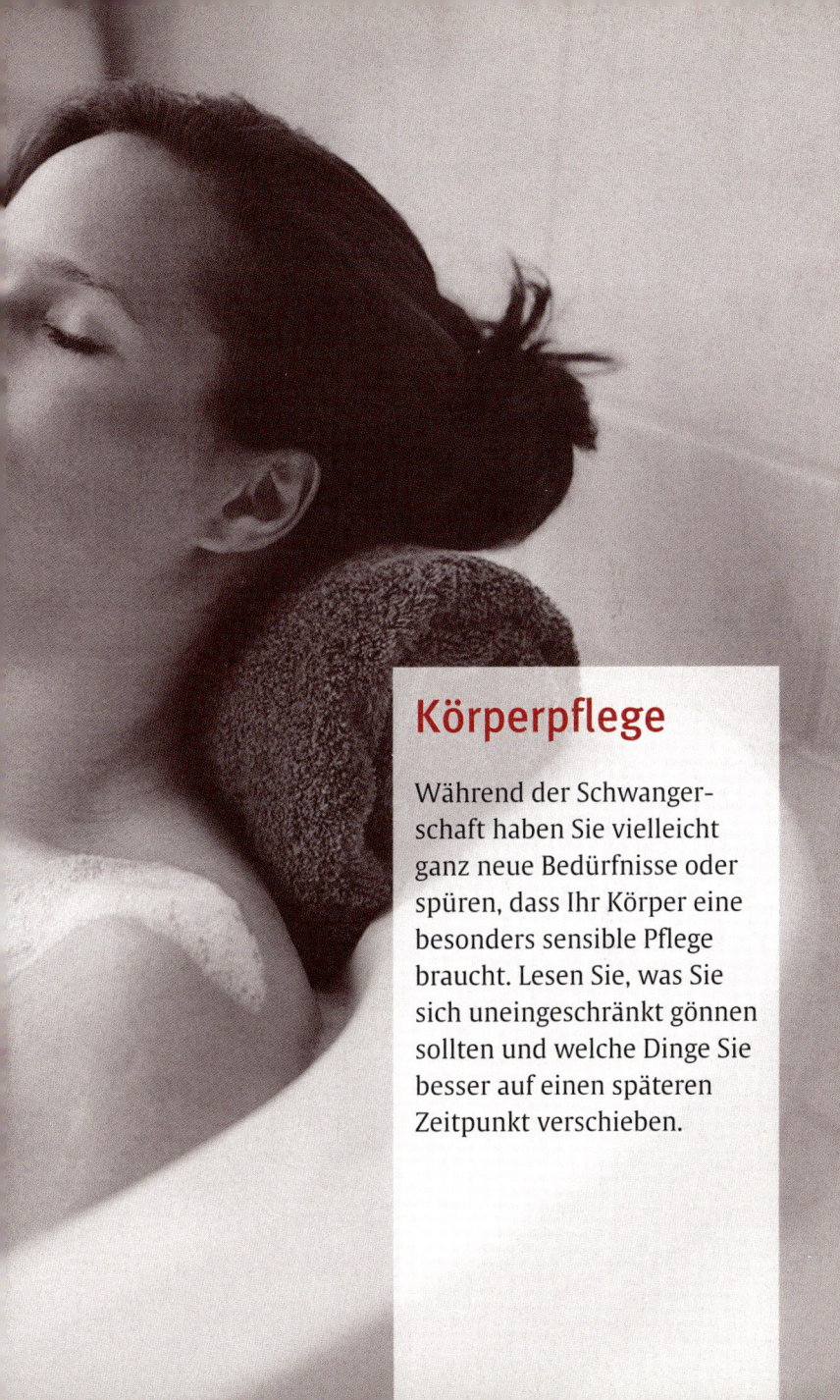

Körperpflege

Während der Schwangerschaft haben Sie vielleicht ganz neue Bedürfnisse oder spüren, dass Ihr Körper eine besonders sensible Pflege braucht. Lesen Sie, was Sie sich uneingeschränkt gönnen sollten und welche Dinge Sie besser auf einen späteren Zeitpunkt verschieben.

Körperpflege

* Amalgam

Auf einen Blick

Zahnamalgam ist eine Metalllegierung, die zu 50 % aus Quecksilber besteht. Zahnärzte bevorzugten diesen Füllstoff, weil er gut hält und sich leicht verarbeiten lässt. Seit einigen Jahren weiß man, dass aus den gefüllten Zähnen ständig Quecksilber in ganz geringen Mengen entweicht und im Speichel und im Blut messbar ist. Obwohl die Plazenta in gewisser Weise eine Barriere darstellt, kann man auch im Gewebe des Neugeborenen Quecksilber finden – umso mehr, je mehr mit Amalgam gefüllte Zähne die Mutter besitzt. Es ist bekannt, dass mütterliche Quecksilbervergiftungen zu Fehlbildungen und Nervenschädigungen beim Kind führen. Es sind bisher aber keine Schäden durch die relativ geringen Quecksilberkonzentrationen im Blut öffentlich geworden, wie sie durch die stetige Freigabe aus den Zähnen entstehen.

Sie müssen also nicht in Panik geraten, wenn Sie hören, dass in der Schwangerschaft Quecksilber eine kindliche Gefährdung bedeutet und Sie Amalgamfüllungen haben. Die Quecksilberkonzentrationen müssen mehr als 100fach höher sein, ehe Anlass zur Sorge bestehen könnte.

Besser vorher als nachher

Es gibt keinen Grund, *in der Schwangerschaft* Ihre Zahnfüllungen mit Amalgam auszutauschen. Es wird sogar dringend davon abgeraten: Die Plomben herauszubohren, belastet den Organismus erst recht mit Quecksilber. Sollten Sie Ihre Schwangerschaft lange im Voraus planen, sprechen Sie mit Ihrem Zahnarzt über den rechtzeitigen Ersatz der Füllungen vor der Schwangerschaft.

Mehr Hintergründe

Seitdem man in den 90er Jahren über viele Substanzen in den Medien diskutierte, wurden zahlreiche Studien in Auftrag gegeben. Auch zur Wirkung von Quecksilber: Fest steht, dass das Quecksilber in der Legierung Amalgam nicht so stabil ist, wie man zunächst annahm. Es erhöht die Quecksilberkonzentration im Blut und muss zu den Belastungen aus anderen Quellen dazu gezählt werden (Quecksilber in Fisch und Leitungswasser).

Fest steht aber auch, dass viele Amalgam-gefüllte Zähne im Mund dennoch den Grenzwert, wie ihn die Weltgesundheitsorganisation definiert hat (Normalbereich unter 5 µg/Liter), nicht überschreiten. Und keine der Studien hat zeigen können, dass diese relativ geringen Konzentrationen in Zusammenhang mit kindlichen Entwicklungsstörungen stehen. Besonders sorgfältig sind Schwangerschaften von Zahnärztinnen und Zahnarzt-Helferinnen, die beruflich mit Amalgam in Kontakt kommen, untersucht worden. Es haben sich keine ernst zu nehmenden Hinweise auf kindliche Schädigungen ergeben.

* Haarpflege (Dauerwelle, Färben, Spray)

Auf einen Blick

Warnungen, dass die chemischen Substanzen in Dauerwellen-Flüssigkeiten, Haarsprays, Shampoos oder Bleich- und Haarfärbemitteln schädlich seien fürs Baby, haben schon viele Frauen in der Schwangerschaft verunsichert. Wenn man z.B. täglich Haarspray benutzt oder alle 4 Wochen das nachwachsende Haar bleichen oder färben lässt, ist der Rat, in der Schwangerschaft darauf zu verzichten, ein arger Eingriff in die Lebensqualität. Dieser Stress

Körperpflege

ist vielleicht schlechter für Sie als die extrem geringen Spuren Chemie, die über die Kopfhaut oder die Atemluft in Ihren Körper gelangen.

Wie häufig auch bei Umwelt- oder Nahrungschemikalien, gibt es keine absolute Sicherheit, dass diese Substanzen nicht ein ganz, ganz geringes Risiko für Mutter und Kind darstellen könnten. Es gibt aber keine Untersuchung, die einen Schaden durch Haarpflegemittel beweist. Selbst für die Belastung von Friseurinnen, die diesen Stoffen ständig und in höherer Konzentration ausgesetzt sind, gibt es keine eindeutigen Untersuchungsergebnisse. Alle Kosmetika unterliegen den strengen Regeln des europäischen Kosmetikrechts und werden laufend bezüglich ihrer Sicherheit beurteilt. Alle Farbstoffe der großen Hersteller werden einem internationalen Komitee *(SCCNFP; Scientific Committee for Cosmetology and Non Food Products)* vorgelegt, das deren gesundheitliche Unbedenklichkeit laufend bestätigt. Sie haben also gute Argumente, um sich über die eher übervorsichtigen Ratschläge hinwegzusetzen und Ihre Haare wie bisher zu behandeln.

Tipp

Tönungen und Farbe aus Pflanzen

Wenn Sie extrem ängstlich sind, weichen Sie in den ersten 12 Wochen auf pflanzliche Färbemittel aus und verzichten Sie auf eine Dauerwelle. Bevorzugen Sie Markenprodukte bekannter Hersteller.

Mehr Hintergründe

Es soll hier nicht der unkritischen Anwendung der Chemie in der Schwangerschaft das Wort geredet werden, sondern es geht um die Verhältnismäßigkeit. Bestimmte Schadstoffe können in sehr hohen Konzentrationen das Kind schädigen, in niedrigen Dosen ist aber das Risiko für Mutter und Kind marginal. Für die Haarpflege im Privatbereich gibt es keinerlei eindeutige Hinweise auf einen schädigenden Einfluss auf Mutter und Kind. Sehr oft werden Warnungen aufgrund von Annahmen oder Abschätzen eines Risikos aus der Kenntnis viel höherer Schadstoffkonzentrationen ausgesprochen. Der Einschnitt einer solchen Warnung in die Lebensgewohnheiten der Mutter rückt oft zu sehr in den Hintergrund.

∗ Hautpflege

Auf einen Blick

Störendes Schwitzen kann ein großes Problem in der Schwangerschaft für Sie werden, denn Kreislauf und Stoffwechsel laufen auf Hochtouren – das erzeugt Wärme. Auch die Wärme des »37 Grad warmen Backofens« in Ihrem Innern muss nach außen abgeleitet werden. Duschen bekommt Ihnen meist besser als Bäder, die die Haut auslaugen. Meiden Sie zu stark parfümierte Seifen, Duschgels und Deodorants.

Tanken Sie viel Flüssigkeit

Trinken Sie viel (Früchtetees, Mineralwasser oder Säfte), wenn Sie stark schwitzen, um die verlorene Flüssigkeit zu ersetzen. Meiden Sie Alkohol, starken Kaffee oder Tee und scharf gewürzte Speisen, die das Schwitzen noch verstärken.

Ihre Haut ist jetzt stärker durchblutet, und die Hormone verändern die Beschaffenheit Ihres Teints. Vielleicht zählen Sie zu den

Körperpflege

vielen Glücklichen mit weicher, reiner und rosiger Haut in der Schwangerschaft. Sie müssen sie dann nur mit milden Ölen oder Cremes vor dem Austrocknen bewahren und durch sanfte Massagen geschmeidig halten. So ist Ihre Haut an Bauch und Busen optimal auf die Dehnung vorbereitet. Schwangerschaftsstreifen *(Striae gravidarum)* auf dem Bauch, Po und Busen sind damit zwar nicht gänzlich zu vermeiden, weil ein erblicher Faktor eine große Rolle spielt. Die zurückbleibenden Spuren sind aber schwächer. Eine tägliche Zupfmassage hat sich sehr bewährt. Im Winter verhindern Kälteschutzcremes, dass die Haut zu viel Feuchtigkeit abgibt.

Die Schwangerschaftshormone und die vermehrte Talgproduktion sind aber auch gar nicht so selten Auslöser für unreine Haut mit Pickeln und Mitessern. Extreme Reinlichkeit, beginnend bei den Händen, die das Gesicht anfassen, bis zu den immer frischen Waschlappen und häufig ausgewaschenen Puderquasten und -pinseln sind jetzt gefragt. Auch die Haare können durch die vermehrte Talgproduktion leichter fetten. Auf der anderen Seite nimmt die Haarfülle meistens zu, da Frauen in der Schwangerschaft weniger Haare ausfallen als zuvor.

Mit der Pflege im Intimbereich sollten Sie zurückhaltend sein und Scheidenspülungen besser nicht verwenden. Sie zerstören u.U. die Milchsäurebakterien, die für eine gesunde Flora sorgen und Keime unschädlich machen.

Kamille hilft gut gegen Hämorrhoiden

Hämorrhoiden im After- und Scheidenbereich, eine häufige und leidige Problematik in der Schwangerschaft mit Juckreiz und Schmerzen, können Ihr Wohlbefinden sehr beeinflussen. Nicht zu warme Kamillensitzbäder wirken hier Wunder.

Lippen- oder Fettstift können rissige Lippen verhindern. Dass Lippenstifte, die Fette und Wachse aus pflanzlichen und tierischen Quellen enthalten, in der Schwangerschaft gesundheitsbedenklich sind, konnte nirgendwo überzeugend nachgewiesen werden. Gleichwohl sind panikmachende Warnungen im Umlauf. Doch es gibt keinen Grund auf dieses wichtige Kosmetikutensil in der Schwangerschaft zu verzichten.

* Massagen

Auf einen Blick
Sich massieren zu lassen lockert nicht nur Muskeln – es verbessert das Körpergefühl und entspannt das Nervenkostüm. Massieren ist Haut- und Muskelkontakt, der die Durchblutung fördert, das Lymph- und Immunsystem stimuliert und Verspannungen löst. Gute Massage gilt als die perfekte Schmerztherapie in den Stunden der Geburt.

Sie können sich aber auch selbst massieren, idealerweise lassen Sie es sich von einem Profi zeigen. Reiben oder Zupfen der Brust- oder Bauchhaut mit einem gut duftenden Massageöl mildert die sehr häufigen Schwangerschaftsstreifen. Nach entsprechender Anleitung durch Ihre Hebamme oder in der Geburtsvorbereitung schützt Sie eine regelmäßige Dammmassage *(Gewebe zwischen Scheide und After)* vor Dammrissen und Schmerzen bei der Geburt. Lassen Sie sich auch zeigen, wie Sie zwei oder drei Finger in der Scheide spreizen und das Gewebe unter sanftem Druck dehnen können.

Für Nacken- und Rückenmassagen, Fußreflexzonentherapie oder spezielle Massagetechniken wie Akupressur oder Shiatsu brau-

Körperpflege

chen Sie Hilfe von erfahrenen Physiotherapeutinnen, Hebammen oder von Ihrem Partner, der es in gemeinsamen Geburtsvorbereitungskursen erlernen kann. In der Schwangerschaft kann Ihnen so bei Beschwerden durch Muskelverspannungen der stark belasteten Wirbelsäule sehr geholfen werden.

Bei der Geburt sind viele Frauen sogar auf kräftig-drückende Massagen im unteren Rückenbereich angewiesen, um den Wehenschmerz gut zu verarbeiten. Während der Schwangerschaft können Sie noch gut herausfinden, an welchen Stellen Ihnen die Massage besonders bekommt.

Tipp

Zeit zu dritt

Wenn Ihr Partner Sie massiert: Versuchen Sie eine angenehme Atmosphäre zu schaffen. Drehen Sie die Heizung auf, dämpfen Sie das Licht, und mit hübscher leichter Musik und vor allem Zutrittsverbot für die übrigen Familienmitglieder wird diese Stunde zur intimen Kommunikation »zu dritt«.

Mehr Hintergründe

Nicht alle Frauen ertragen es gut, massiert zu werden. Manchen Schwangeren ist es besonders während der schmerzhaften Wehen fast unangenehm, angefasst zu werden. Massage bei Unbehagen und Abwehr ist nicht nur nutzlos, sondern verstärkt die Verspannung. Haben Sie daher nie Hemmung, klar auszudrücken, was Sie mögen oder auf was Sie lieber verzichten möchten.

Zu Hause stimmt Sie ein warmes Bad auf die Massage ein. Auch duftende Hautcremes oder Öle wirken besonders wohltuend und verstärken die Entspannung. Es darf Ihnen auch nicht zu kalt oder zu heiß sein. Wenn Sie sich in den letzten Wochen der Schwangerschaft in der Rückenposition unwohl fühlen, nehmen Sie grundsätzlich, wenn Sie liegen, nur die Links- oder Rechts-Seitenlage ein. Eine flache Bauchlage scheidet auch aus. Hier entlastet die Knie-Ellenbogenlage vom Druck auf den Bauch bei der Rückenmassage.

∗ Wohlfühlen

Auf einen Blick

Ob Sie sich in der Schwangerschaft wohl fühlen, hängt auch davon ab, wie wichtig Ihnen Körperpflege, Kosmetik und spezielle Schwangerschaftskleidung ist und wie liebevoll Sie mit Ihrem Körper umgehen. Gönnen Sie sich in der Schwangerschaft eine Extraportion Pflege – das wird nicht nur Ihnen gut tun, sondern auch Ihrem Kind. Es ist nicht auszuschließen, dass Glücksgefühle und die Harmonie mit dem eigenen Körper das sich entwickelnde Gehirn des Kindes in Form von hormonellen Botenstoffen erreichen und es für ein ganzes Leben positiv programmieren.

Wie wohl Sie sich in Ihrer Haut fühlen, bestimmen auch einige schicke Kleidungsstücke aus guten, luftdurchlässigen Materialien, möglichst ohne Synthetik. Stellen Sie sich für die 2. Schwangerschaftshälfte eine kleine aber feine Garderobe zusammen, die man relativ preiswert im Versandhandel – auch übers Internet – bestellen kann. Etwas Hübsches zum Ausgehen sollte unbedingt dabei sein.

Zeigen Sie, auch wenn Sie mal mit Ihrem Äußeren weniger zufrieden sind, Haltung und Selbstbewusstsein. Um der Wölbung der

Körperpflege

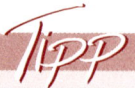

Seien Sie's sich wert

Verhindern Sie, dass Sie sich nach 9 Monaten selbst nicht mehr sehen können, indem Sie in der ganzen Schwangerschaft in Leggings und dehnbaren T-Shirts herumlaufen. In der Schwangerschaft müssen und dürfen Sie egoistisch sein und sich selbst sehr wichtig nehmen. Streichen Sie »es lohnt sich nicht für die wenigen Monate« aus Ihrem Sprachschatz. Seien Sie anspruchsvoll gegenüber sich und Ihrer Umgebung.

Wirbelsäule nach vorne durch den schwerer werdenden Bauch entgegenzuwirken, müssen Sie das beim Gehen und Stehen durch die Zurücknahme der Schultern und des Kopfes nach hinten und oben ausgleichen. Das macht den so oft beschriebenen »königlichen Gang« in der Schwangerschaft aus. Gepflegt und gut gekleidet überspielen Sie viel einfacher die nicht zu unterschätzenden »kleinen« Alltagsprobleme in der Schwangerschaft. Übrigens: Schwangere werden von Ihrer Umgebung oft als sehr charismatisch und überaus attraktiv wahrgenommen.

✶ Zahnarztbesuch

Auf einen Blick

Es spricht nichts gegen einen Zahnarzttermin während der Schwangerschaft. Im Gegenteil: Halten Sie die Termine geplanter Kontrolluntersuchungen ein. Frühe Läsionen an Ihren Zähnen kann der Zahnarzt behandeln, bevor größere Schäden auftreten.

Auch größere zahnärztliche Eingriffe sind in der Schwangerschaft möglich, wenn darauf Rücksicht genommen wird, dass Sie ein Kind erwarten. Wenn planbar, ist das mittlere Schwangerschaftsdrittel für einen größeren Eingriff am besten geeignet.

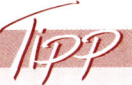

Sagen Sie, dass Sie schwanger sind

Informieren Sie Ihren Zahnarzt von Ihrer Schwangerschaft – zu Ihrem Schutz und auch zum Schutz des Zahnarztes.

Mehr Hintergründe

Ihre körperlichen Veränderungen können den Zahnarztbesuch beschwerlich machen. Umso wichtiger, dass Sie den Zahnarzt von Ihrer Schwangerschaft informieren. Er kann dann Rücksicht nehmen, z.B. durch kürzere Warte- und Behandlungszeiten. Wenn Ihnen am Morgen oft übel ist, sollte die Behandlung besser am Nachmittag stattfinden.

Für einige der sonst üblichen zahnärztlichen Maßnahmen ist es aber zum Schutz Ihrer Schwangerschaft und des Kindes *unbedingt* notwendig, dass Ihr Zahnarzt weiß, dass Sie schwanger sind. Mit Röntgenaufnahmen hält man sich beispielsweise zurück, obwohl die Strahlenbelastung durch eine Aufnahme im Mundbereich extrem klein ist. Auch Lachgas sollte nicht angewendet werden. Ebenso scheiden einige Schmerz- und Beruhigungsmittel und Mittel zur Behandlung von Infektionen aus. Lokale Betäubungen sind kein Problem. Wenn Sie sehr große Angst vor einer zahnärztlichen Operation haben, ist es klug zu überlegen, ob Sie den Eingriff nicht hinausschieben.

Körperpflege

Und schließlich kann Ihnen im letzten Schwangerschaftsdrittel das Liegen auf dem Rücken sehr schwer fallen oder gar unmöglich sein. Die meisten Patienten werden heutzutage liegend behandelt. Diskutieren Sie, sofern eine Behandlung im letzten Drittel notwendig ist, eine für Sie erträgliche Position während des Eingriffs – in Seitenlage oder im Sitzen.

∗ Zahnpflege

Auf einen Blick
Bestimmt haben Sie auch schon von dem Satz »ein Zahn für jedes Kind« gehört. Ein Ammenmärchen, wie sich gezeigt hat. Mit richtiger Pflege, ausgewogener Ernährung und zahnärztlicher Kontrolle bleiben Zähne und Zahnfleisch auch in der Schwangerschaft gesund.

Es gibt aber mindestens drei wichtige Gründe für Sie, in der Schwangerschaft mehr als sonst sehr konsequent die Zähne zu pflegen.
- Die Schwangerschaftshormone begünstigen Zahnfleischentzündungen und Bakterienbeläge auf den Zähnen.
- Gute Mundhygiene verringert nicht nur Ihr Kariesrisiko, sondern vermindert später die Übertragung der Karieskeime auf Ihr Baby.
- Zahnfleischentzündungen können die Ursache für eine Frühgeburt sein.

Zahnpflege

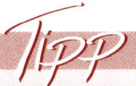

Gesunde Zähne

- Putzen Sie mindestens zweimal am Tage die Zähne mit einer Fluoridzahnpasta.
- Kochen Sie mit fluoridiertem Speisesalz.
- Nach Erbrechen oder saurem Aufstoßen den Mund nur spülen, am bestem mit einer fluoridhaltigen Mundspüllösung.
- Verzichten Sie auf Zucker und saure Getränke. Wenn Sie der Heißhunger überfällt, bevorzugen Sie zahnfreundliche Süßigkeiten (gekennzeichnet mit dem »Zahnmännchen«).
- Kauen Sie zur Unterstützung des natürlichen Säureschutzmantels Ihrer Zähne mehrmals am Tag (zuckerfreie) Zahnpflege-Kaugummis.
- Suchen Sie möglichst gleich am Anfang Ihrer Schwangerschaft eine Zahnarzt- oder Dentalhygienepraxis auf.

Mehr Hintergründe

Über die Entstehung von Karies ist man heute gut informiert. Bakterienbeläge auf den Zähnen (Plaques) und häufiger Zuckerkonsum sind die Ursache. In der Schwangerschaft führen die hormonellen Umstellungen dazu, dass sich Zahnfleischentzündungen häufen. Und die Gelüste auf Süßes und Saures fördern die Plaquebildung. Die Bakterien (in erster Linie der *Streptokokkus mutans und die Laktobazillen*) fühlen sich in diesem Milieu besonders wohl und vermehren sich. Saure Speisen, saurer Mageninhalt beim Aufstoßen und Erbrechen und die Umwandlung von Zucker durch Bakterien in Säure greifen den Zahnschmelz an. Gute, regelmäßige Pflege vertreibt die kariesfördernden Keime.

In zahlreichen Untersuchungen wurde beobachtet, dass Frauen mit Frühgeburten sehr oft unter Zahnfleischentzündungen *(Gingi-*

Körperpflege

vitis, Paradontitis) litten. Infektionen generell sind wichtige Ursachen für Frühgeburtlichkeit. So scheinen auch Zahnfleischentzündungen auslösende Faktoren zu sein.

Bereits bevor Ihr Baby auf der Welt ist, sollten Sie (und auch Ihr Partner) für eine gute Mundhygiene sorgen. Karieskeime sind beim Herzen und Kosen des Kindes leicht mit dem Speichel zu übertragen. Wenn im Alter von rund 6 Monaten die ersten Milchzähne durchbrechen, sind diese dann ebenso kariesgefährdet.

✶ Tabus in der Körperpflege

Einige wenige Dinge sollten Sie jetzt etwas anders handhaben:
- Nehmen Sie keine Scheidenspülungen vor (Gefahr der Zerstörung der natürlichen Milchsäurebakterien-Flora).
- Nachdem Sie erbrechen mussten oder sauer aufgestoßen haben, besser nicht die Zähne putzen, sondern nur den Mund spülen mit fluoridhaltigem Mundwasser (Gefahr der Zerstörung des Zahnschmelzes).
- Lassen Sie möglichst keine großen zahnärztlichen Operationen im letzten Schwangerschaftsdrittel vornehmen (Risiken durch Stress, fixierte Rückenlage auf dem Zahnarztstuhl).
- Streichen Sie den Satz »Es lohnt sich nicht für diese wenigen Monate!« aus Ihrem Wortschatz.

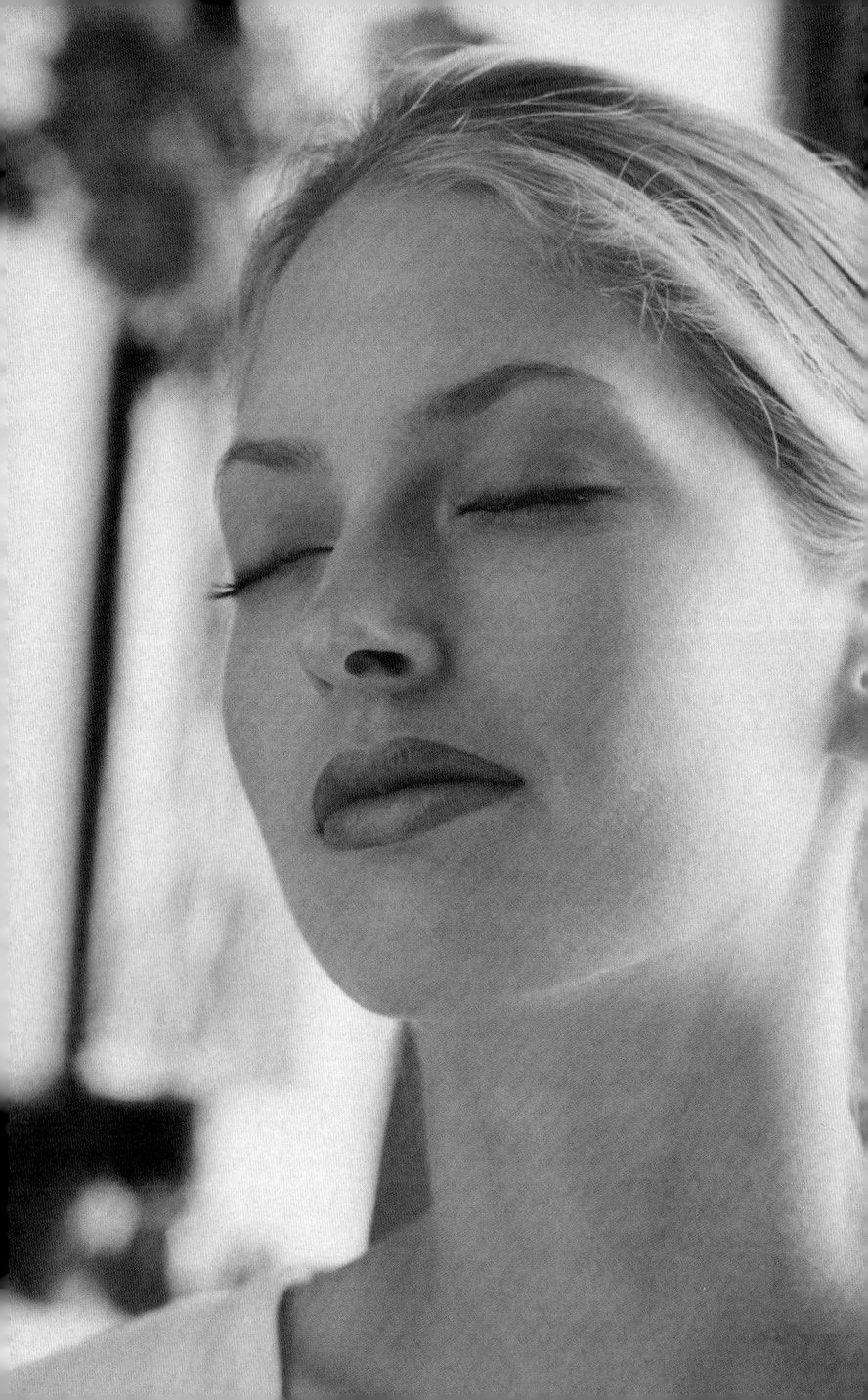

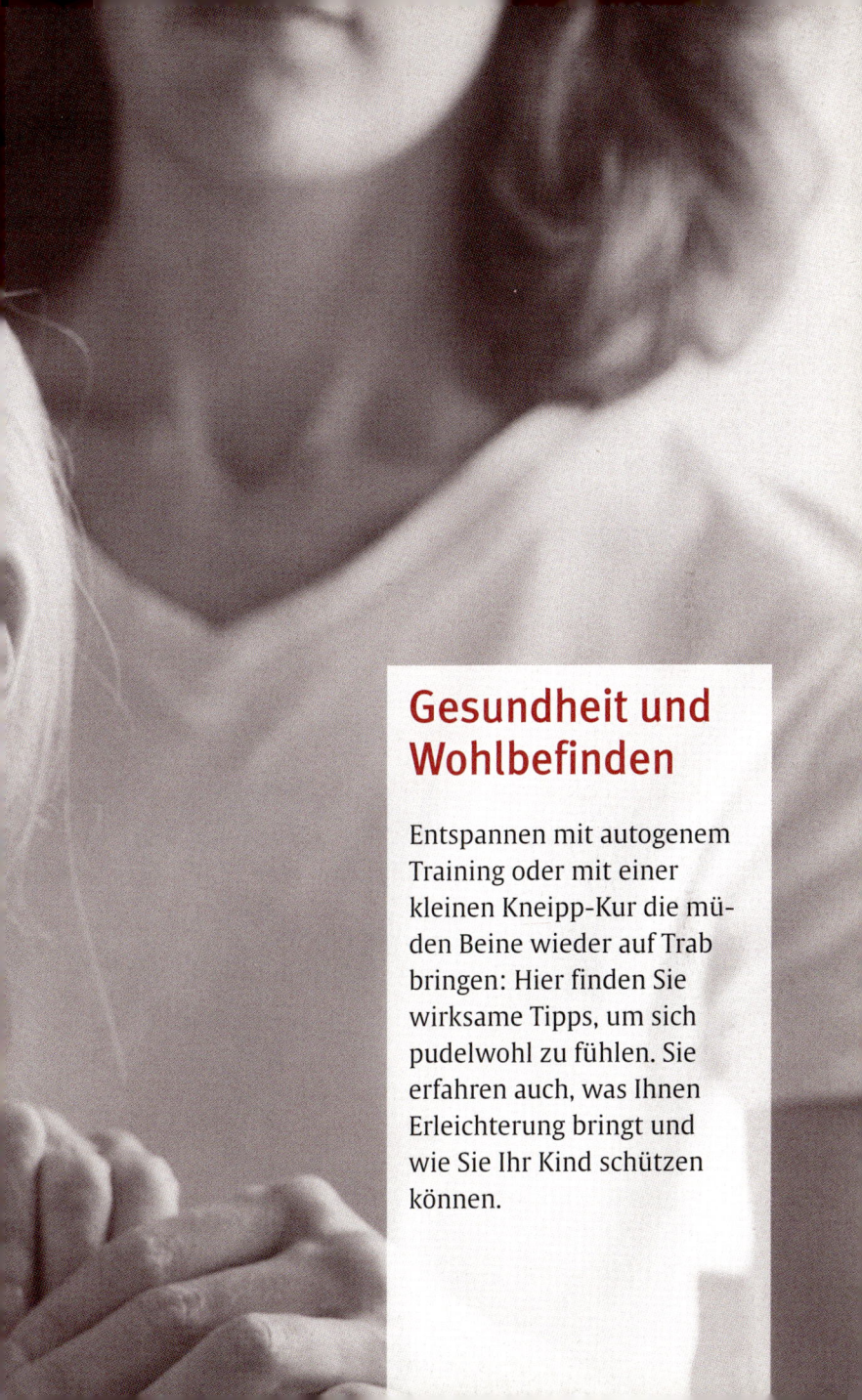

Gesundheit und Wohlbefinden

Entspannen mit autogenem Training oder mit einer kleinen Kneipp-Kur die müden Beine wieder auf Trab bringen: Hier finden Sie wirksame Tipps, um sich pudelwohl zu fühlen. Sie erfahren auch, was Ihnen Erleichterung bringt und wie Sie Ihr Kind schützen können.

Gesundheit und Wohlbefinden

✶ Akupunktur und Akupressur

Auf einen Blick
Akupunktur ist die Nadelung mit dünnen, sterilen Akupunkturnadeln an bestimmten Akupunkturpunkten, von denen es insgesamt 361 gibt. Akupressur gilt als eine sanftere Variante der Akupunktur, bei der durch Fingerdruck und -reiben die Körperpunkte und Leitbahnen angeregt oder beruhigt werden. Die Wirksamkeit ist wissenschaftlich umfassend untersucht worden.

Wenn Sie für die Anwendungen der Traditionellen Chinesischen Medizin (TCM) aufgeschlossen sind, stellen Akupressur und -punktur in der Schwangerschaft eine gute Alternative zu schulmedizinischen Behandlungen dar. Seit mehr als 20 Jahren machen zahlreiche Frauenkliniken gute Erfahrung mit den beiden Methoden und immer mehr Frauen nutzen sie in der Schwangerschaft. Viele Frauenärzte haben sich seitdem speziell ausbilden lassen.

Mehr Hintergründe
Dadurch, dass die Traditionelle Chinesische Medizin in vielen Bereichen der Medizin immer mehr Anhänger findet, liegen gleichzeitig immer breitere Erfahrungswerte bei den Anwendern und mehr Untersuchungen vor. Im Bereich der Frauenheilkunde ist das sehr sorgfältig geschehen. Von vielen positiven Ergebnissen wurde bislang berichtet – negative Erfahrungswerte sind nicht bekannt.

Sehr gute Erfahrungen wurden gemacht, wenn in den letzten 4 Wochen vor Geburt (ab 36. Schwangerschaftswoche) ein- oder zweimal wöchentlich Akupunkturpunkte am Unterschenkel und Fuß genadelt wurden. Die Geburt geht deutlich schneller vonstatten und besonders die Eröffnungsphase *(die vollständige Eröff-*

nung des Muttermundes) dauert kürzer. Geburtsschmerzen werden gelindert, und die Frauen empfinden die körperliche und seelische Entspannung als große Hilfe.

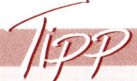

Alternative zu Medikamenten

Sie können Akupunktur und Akupressur in der Schwangerschaft und bei der Geburt als sehr geeignete Alternative zu Medikamenten, die Sie ja mit ganz großer Zurückhaltung einnehmen sollten, zur Hilfe bei Problemen oder zur Erleichterung folgender Beschwerden anwenden:

- bei Schwangerschaftserbrechen
- bei Abhängigkeit von Nikotin
- bei Schmerzen
- zur Beeinflussung der Steiß- *(Beckenend-)*lage *(Moxibustion)*
- bei der Geburtsvorbereitung
- zur Verkürzung der Geburt

Nach den vorliegenden Erfahrungen können Sie ganz sicher sein, dass Sie Ihrem Kind mit diesen Verfahren, von geschulten Hebammen oder von Ihrem Arzt angewendet, in keiner Weise schaden.

★ Arzneimittel

Auf einen Blick

Fast alle Medikamente, die Sie bereits vor der Schwangerschaft eingenommen haben, weiter nehmen oder jetzt neu in der Schwangerschaft einnehmen müssen, behandeln das Kind mit – ob notwendig oder nicht. Die Plazenta stellt leider sehr selten eine Barriere dar. Da wachsendes Gewebe viel empfindlicher auf

Gesundheit und Wohlbefinden

chemische Substanzen reagiert, muss Ihr Arzt die Medikamente für Sie extrem sorgfältig aussuchen und in ihrer niedrigsten möglichen Konzentration verordnen. Das ist besonders wichtig in den ersten 12 Wochen, wenn der Körperbau und die Organe Ihres Kindes entstehen *(besonders sensible Phase, die so genannte Organogenese)*. Nach der Phase der Organentstehung können Medikamente allerdings noch immer Wachstum und körperliche Funktionen des Ungeborenen beeinflussen.

Tipp

Auf jeden Fall den Arzt vorher fragen

Seien Sie übervorsichtig, wenn Sie sich selbst behandeln und überlegen Sie sich gründlich, ob Sie das Medikament wirklich benötigen. Am besten nehmen Sie in der Schwangerschaft gar nichts ohne ärztliche Verordnung ein. Vieles, wie beispielsweise Kopfschmerzen, Schlafprobleme oder Nervosität, vergeht mit etwas Geduld von alleine oder ist auch ohne Chemie zu behandeln – mit einem entspannenden Bad, einem beruhigenden Kräutertee, Baldrian oder einem Spaziergang vor dem Schlafengehen.

Mehr Hintergründe

Arzneimittel können nicht nur Missbildungen verursachen. Die Fruchtanlage kann absterben *(Abort oder Fehlgeburt)*, ebenso Wachstum wie auch die Hirnentwicklung oder der Immunschutz des Kindes können negativ beeinflusst werden. Die sichtbarsten Auswirkungen entstehen aber durch schädigende Medikamente, wenn diese in den ersten 12 Wochen eingenommen werden. Die Tragödie in den 60er Jahren, die Contergan-Affäre, hat das in trauriger Weise vor Augen geführt. Tausende Schwangere erhielten in der Frühschwangerschaft bei Morgenübelkeit, Schlaflosigkeit und anderen eher harmlosen Problemen das als sicher und gut untersucht geltende Contergan, manchmal nur 1–2 Tabletten.

Viele Kinder ohne Arme und Beine wurden geboren. Und obwohl dies kaum 50 Jahre her ist, scheint die Lehre aus diesem Unglück fast schon wieder vergessen. Nach einer neueren Untersuchung nehmen 25 % aller Schwangeren Medikamente ein, die sie nicht von ihrem Arzt *in* der Schwangerschaft verordnet bekamen.

Die Arzneimittelhersteller wurden vom Gesetzgeber verpflichtet, Medikamente für ihre Eignung in der Schwangerschaft zu klassifizieren und dies in den Fachinformationen zu veröffentlichen bzw. in den Beipackzetteln ggf. vor dem Gebrauch zu warnen. Es gibt einige wenige Medikamente, bei denen schädliche Einflüsse beim Menschen eindeutig erwiesen sind (Kategorie D und X). Sehr viel häufiger fehlen Studien oder man kann sich lediglich auf Tieruntersuchungen mit sehr viel höheren Dosen abstützen. Dann wird sehr oft eine Warnung rein vorsorglich ausgesprochen.

* Autogenes Training

Auf einen Blick

Wenn Sie für Entspannungstechniken aufgeschlossen sind oder bereits Erfahrung haben, hilft Ihnen autogenes Training effektiv und sicher bei der emotionalen Verarbeitung vieler körperlicher Beschwerden in der Schwangerschaft. Es ist eine ideale Vorbereitung auf die Geburt und eine Hilfe während des Geburtsvorgangs. Mehr als *vor* der Schwangerschaft sind Sie jetzt viel sensibler und aufnahmebereiter – es müsste Ihnen gelingen durch autogenes Training völlige Entspannung zu erreichen. Bei der Geburt können Sie damit den gefährlichen Teufelskreis Angst-Spannung-Schmerz, der bis zum Aufhören der Wehentätigkeit führen kann, durchbrechen.

Gesundheit und Wohlbefinden

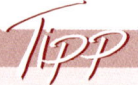

Übung macht den Meister

Das Erlernen des autogenen Trainings erfordert eine innere Bereitschaft und ein wenig Zeit zum Üben. Wenn Sie erstmals in der Schwangerschaft damit beginnen, sollten Sie beispielsweise über Ihre Volkshochschule an einem Kurs teilnehmen. Manche Geburtshäuser, städtische oder konfessionelle Familienbildungsstätten und Entbindungskliniken bieten spezielle Kurse für Schwangere an. Erkundigen Sie sich!

Mehr Hintergründe

Viele Hebammen oder Ärzte, die Geburten betreuen, haben erfahren, dass innere Ruhe und Ausgeglichenheit und die Fähigkeit der Übertragung von Vorstellungen und Gedanken auf den Körper, wie sie durch diese milde Form der Selbsthypnose mit Erfahrung gelingt, bei der Geburt »Berge versetzen kann«. Beim vegetativen Nervensystem, das alle Muskeln, Drüsen und Organe steuert, kann der entspannende Anteil *(Parasympathikus)* gezielt aktiviert und der spannungsverstärkende Anteil *(Sympathikus)* unterdrückt werden. Wie in der Schwangerschaft haben Frauen mit dieser konzentrierten Selbstentspannung ihre Körperfunktionen besser im Griff oder tolerieren körperliche Störungen viel leichter.

* Baldrian, Hopfen

Auf einen Blick

Auch wenn Sie nicht einschlafen können oder nachts häufig aufwachen und wach liegen, sollten Sie unbedingt akzeptieren, dass herkömmliche chemische Schlafmittel *(Hypnotika, Sedativa, Tranquilizer)* ein Tabu für Sie in der Schwangerschaft sind. Zu groß ist das Risiko für Ihr Kind, bleibende psychische oder körperliche Schäden davonzutragen. Schlafmittel gelangen sehr einfach durch die Plazenta in den kindlichen Kreislauf und das Gehirn und stören die Entwicklung.

Wenn alle guten Ratschläge und Hausmittel versagen und Ihr Tagespensum es nicht erlaubt, den fehlenden Nachtschlaf mit Ruhen und Mittagsschlaf auszugleichen, können Sie ohne schlechtes Gewissen zu Baldrian oder Baldrian in Kombination mit Hopfen greifen. Wirksamkeit und – genau so wichtig in der Schwangerschaft – Sicherheit dieser Präparate sind erwiesen.

Gut erprobt

Lassen Sie sich in Ihrer Apotheke mit Hinweis auf Ihre Schwangerschaft beraten. Standardisierte und gut untersuchte Extrakte in Drageeform sind gegenüber Tinkturen, die Alkohol enthalten, vorzuziehen.

Mehr Hintergründe

Baldrian und Hopfen zählen zu den pflanzlichen Heilmitteln *(Phytopharmaka)*, deren Anwendung bei besonders sensiblen Patientengruppen wie Kindern oder Schwangeren lange Tradition hat. Negative Erfahrungen bei der Anwendung in der Schwangerschaft sind nicht bekannt. Auch von der Sicherheit der standardisierten Zubereitung dieser Präparate kann ausgegangen werden.

Baldrian und Hopfen sind bezüglich der Wirkung sehr häufig und sehr gut untersucht worden. Eine sedierende Wirkung ist eindeutig. Der natürliche Ablauf des Schlafs wird durch Baldrian nicht gestört und der Schlaf ist auch ausreichend tief und erholsam. Ein Hangover am Tag, wie bei chemischen Schlafmitteln möglich, wurde nicht beobachtet.

*Drogen (Heroin, Kokain, Crack, Cannabis, Amphetamine)

Auf einen Blick

Drogen wie Kokain, Crack oder Heroin werden Sie, nachdem Sie schwanger geworden sind, sicher nicht mehr als gelegentliches Freizeitvergnügen konsumieren. Ob mit oder ohne Schwangerschaft, die großen gesundheitsschädlichen Auswirkungen sind Ihnen bekannt. Alle Drogen schädigen auch das Ungeborene. Die normalen Gehirnfunktionen werden während der Entwicklung massiv gestört. Missbildungen können auftreten.

Auch die leider als harmloser angesehenen Partydrogen wie Cannabis (Haschisch oder Marihuana) oder Amphetamine (Ecstasy oder Speed) beeinflussen das Ungeborene sehr nachteilig. Missbildungen sind Gott sei Dank selten, aber das Wachstum und die Gehirnentwicklung des Kindes bleiben zurück. Verhaltensauffälligkeiten beim Kind wie z.B. Schlafstörungen, Zappeligkeit und Lernstörungen wurden oft gesehen.

Eine Drogensucht zieht auch das Kind unfreiwillig mit ein. Es wird abhängig, erfährt die gleiche Stimulierung und Euphorie oder leidet die gleichen Qualen beim Entzug wie die Mutter. Eine schlimme Hypothek für das noch gar nicht gelebte Leben. Wenn bei Geburt die Nabelschnur durchtrennt wird und damit die Drogenzufuhr aus dem mütterlichen Körper aufhört, beginnt das Leben des Neugeborenen mit entzugsbedingten körperlichen Qualen, Schwitzen, Zittern, Krämpfen.

Hilfe annehmen

Falls Sie abhängig sind, werden Sie wahrscheinlich nicht ohne weiteres aufhören können. Suchen Sie Hilfe! Vertrauen Sie sich Ihrem Frauenarzt offen an. Sie und das Kind müssen ganz intensiv in der Schwangerschaft betreut werden. Es gibt darüber hinaus Fachpersonen, die ohne Vorurteile drogensüchtige Schwangere bezüglich des weiteren Konsums betreuen und helfen können. Wenn Sie heroinabhängig sind, können Sie in ein Methadonprogramm aufgenommen werden, das Schwangeren offen steht.

Wenn Sie versehentlich früh ohne Kenntnis Ihrer Schwangerschaft »gekokst« haben, ist dies kein Grund für einen Schwangerschaftsabbruch. Aber berichten Sie es Ihrem Frauenarzt offen. Eine besonders intensive Ultraschalluntersuchung in der Mitte der Schwangerschaft kann Missbildungen und Wachstumsstörungen ausschließen.

Mehr Hintergründe

Eine Schwangerschaft mit gleichzeitiger Drogenabhängigkeit zählt zu den Risikoschwangerschaften: durch die direkten Auswirkungen dieser psychoaktiven Stoffe und durch indirekte Folgen der Drogensucht wie mangelhafte Ernährung, Infektionen *(HIV, Hepatitis),* vielleicht sogar Prostitution. Gefürchtet ist der abrupte mütterliche Entzug mit intensiven Kreislaufwirkungen, die zum Tod des Kindes führen können. Die Blutzufuhr zur Plazenta und zum Kind kann fast total gedrosselt werden, wenn die Mutter Schocksymptome zeigt. Deshalb wird in einer bereits ein-

Gesundheit und Wohlbefinden

getretenen Schwangerschaft nur versucht, den Konsum peu à peu zu reduzieren oder bei Heroin- oder Opiatsucht den Konsum zu legalisieren, um Beschaffungsprobleme zu vermeiden. Leider ist der kindliche Entzug auch in einem Methadon-Drogenersatzprogramm bei Geburt ein Problem.

✳ Fußpilz im Schwimmbad

Auf einen Blick
Sie sind in der Schwangerschaft nicht anfälliger für Infektionen durch Bakterien, Viren oder Pilze, aber Sie können länger mit Infektionen zu kämpfen haben. Die hormonellen Veränderungen, die viel bessere Hautdurchblutung in der Schwangerschaft, Ihre Neigung zum Schwitzen und der veränderte Zuckerstoffwechsel im Blut erleichtern den Keimen die Vermehrung. Deswegen müssen Sie sich auch vor Fußpilz schützen.

Pilze sind kleine Zellen, die Feuchtigkeit und Wärme lieben. Beim Barfußgehen in öffentlichen Badeanstalten oder Sauna-Anlagen können Sie sich mit Pilzen anstecken. Unbehandelt kann die Infektion auf Zehennägel, den Genitalbereich, Gesäß- und Leistenfalten und Hände und Fingernägel übergreifen.

Mehr Hintergründe
Es gibt drei Hauptpilzarten, die beim Menschen Krankheiten auslösen können, Hefe- und Schimmelpilze und so genannte Dermatophyten *(Sammelbegriff für Pilze, die sich in Haut, Haaren und Nägeln ansiedeln)*. In der Schwangerschaft sollten Sie auf Antipilz-Medikamente zum Einnehmen verzichten. Überhaupt gilt es, sich

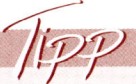

Pilzinfektionen müssen nicht sein

- Gehen Sie nicht barfuß, sondern tragen Sie konsequent Badeschuhe.
- Benutzen Sie eine vorhandene Desinfektionsanlage für die Füße.
- Trocknen Sie Zehenzwischenräume, Achselhöhlen und den Intimbereich sehr sorgfältig mit Ihrem eigenen, trockenen Handtuch ab.
- Geben Sie Strümpfe und Handtücher in die Kochwäsche, damit die Pilzsporen abgetötet werden.
- Tragen Sie luftdurchlässige Schuhe.

in der Schwangerschaft nicht selbst zu behandeln – auch nicht bei Hautproblemen. Konzentrieren Sie sich auf die Möglichkeiten der Vorsorge.

Viele Menschen leiden chronisch unter Pilzbefall. Im feucht-warmen Schwimmbad und in Sauna-Vorräumen geschieht die Übertragung von Mensch zu Mensch sehr leicht. In der Sauna, wenn die Temperaturen 90–95 Grad betragen und die Luft sehr trocken ist, besteht ein deutlich niedrigeres Risiko.

✶ Kompressionsstrümpfe

Auf einen Blick

Für Ihre Beine und Ihren Kreislauf sind Kompressionsstrümpfe oder besser noch Kompressionsstrumpfhosen, die es speziell für Schwangere gibt, ideal – nicht nur um geschwollene Füße zu vermeiden. Laien sagen *Stützstrümpfe*, aber es müssen tatsäch-

Gesundheit und Wohlbefinden

lich *Kompressionsstrümpfe*, medizinische Stützstrümpfe, sein. Strümpfe oder Strumpfhosen der Klasse 2, genau auf Ihre Beinform angepasst, haben ihren höchsten Druck am Knöchel, der langsam bis zum Oberschenkel abnimmt. Sie übernehmen quasi von außen den Tonus Ihrer Beinvenen, der in der Schwangerschaft durch Ihren hohen Hormonspiegel sehr schwach ist.

Es gibt viele gute Argumente Kompressionsstrümpfe zu tragen:
- Blut aus den Beinen wird leichter zum Herzen zurücktransportiert.
- Gebärmutter und Kind werden besser durchblutet.
- Sie beugen Venenentzündungen und Thrombosen *(Blutgerinnsel)* vor, auch im Oberschenkel und Beckenbereich.
- Sie vermeiden müde und geschwollene Füße.
- Im Vergleich zu Medikamenten gibt es keine Nebenwirkungen.

Auch für die Schwangerschaft gibt es diese Strümpfe oder Strumpfhosen in allen modischen Farben. Sie sind heute so hübsch, dass sie sich von normalen Strümpfen gar nicht unterscheiden. Im Hochsommer bei großer Hitze müssen Sie evtl. auf die Klasse 1 umsteigen.

Tipp

Von Anfang an

Lassen Sie sich von Ihrem Frauenarzt bereits am Anfang der Schwangerschaft Kompressionsstrumpfhosen verschreiben. Und gewöhnen Sie sich daran, sie von morgens bis abends zu tragen. Lassen Sie sich zeigen, wie Sie sie am besten anziehen, z.B. mit Gummihandschuhen.

Übrigens: Mit schönen und gepflegten Füßen fühlen Sie sich im Krankenhaus während der Geburt und im Wochenbett viel wohler. Wächst Ihr Bauch, wird die eigene Fußpflege schwieriger, weil Sie Ihre Füße ganz einfach schlechter erreichen. Leisten Sie sich während der Schwangerschaft regelmäßig eine medizinische Fußpflege.

Mehr Hintergründe
Viele Untersuchungen in der Schwangerschaft zu den Vorteilen der äußeren Beinkompression (durch spezielle Strümpfe oder Strumpfhosen) zeigen, dass nicht nur geschwollene Füße und Venenentzündungen vermieden werden können. Auch der mütterliche und kindliche Kreislauf profitieren. Durch die Unterstützung der Beinmuskeln und der Venenklappen von außen, muss das mütterliche Herz viel weniger Arbeit leisten. Das Blut fließt schneller zum Herzen zurück, das Herz wird besser gefüllt und schlägt langsamer. Das anfängliche mühsame Anziehen und die Abneigung gegen die »Umpanzerung« der Beine wandelt sich bei den Schwangeren erstaunlich schnell: In der Regel gewöhnen Sie sich rasch und wollen die Strümpfe nicht mehr missen. Wer in der Schwangerschaft Kompressionsstrümpfe trägt, hat im Wochenbett keine Probleme mit den Beinvenen. Auch für Nichtschwangere haben sich die Kompressionsstrümpfe auf langen Reisen, beim beruflich notwendigen Stehen und bei strenger Bettruhe als unverzichtbar erwiesen.

*Impfungen

Auf einen Blick
Sie sollten, sobald Sie sicher sind schwanger zu sein, auf Impfungen verzichten. Bei einer Frühschwangerschaft richten sich die

Gesundheit und Wohlbefinden

Bedenken gegenüber Impfungen v.a. gegen die so genannten Lebendimpfstoffe. Doch sie beruhen allein auf theoretischen Überlegungen und geschehen aus großer Vorsicht. Impfreaktionen wie Fieber oder allergische Allgemeinreaktionen sind in der Schwangerschaft unerwünscht.

Vor der Schwangerschaft impfen lassen

Lassen Sie Schutz- und Auffrischimpfungen, wenn planbar, vor einer Schwangerschaft durchführen. Wenn Sie Kinderwunsch haben und aus diesem Grund die Pille oder eine andere Schutzmaßnahme vor einer Schwangerschaft abgesetzt haben, denken Sie daran, dass nicht versehentlich in eine beginnende Schwangerschaft, von der Sie noch gar keine Kenntnis haben, hineingeimpft wird. Aber keine versehentliche Impfung in einer noch nicht bekannten Frühschwangerschaft ist ein Grund für einen Schwangerschaftsabbruch!

Mehr Hintergründe

Wie bei den Reiseimpfungen kann man die heute üblichen Schutzimpfungen als unbedenklich, bedenklich und verboten gruppieren. Die Vorsichtsmaßnahmen gründen, wie schon gesagt, eher auf theoretischen Überlegungen. Keine versehentliche Impfung in einer noch nicht bekannten Frühschwangerschaft ist ein Grund für einen Schwangerschaftsabbruch.

Unbedenkliche Impfungen für Sie und Ihr Kind:

Alle Immunglobuline *(= passiver Impfschutz)*
- Tetanus *(Wundstarrkrampf)*
- Diphtherie *(ansteckende Halsinfektion)* ab 4. Monat
- Polio *(Kinderlähmung)*

> **Bedenkliche Impfungen für Sie und Ihr Kind, aber notfalls einzusetzen:**
>
> - FSME *(Früh-Sommer-Hirnhautentzündung)*
> - Grippe
> - Hepatitis A und B *(Leberentzündung)*
> - Tollwut
>
> **Verbotene Impfungen für Sie und Ihr Kind:**
>
> - Tuberkulose *(Lungenerkrankung)*
> - Masern
> - Mumps
> - Röteln
> - Windpocken

✱ Indische Brücke oder Indische Wendung

Auf einen Blick

Etwa 3% der Kinder befinden sich am Geburtstermin in so genannter Beckenendlage (Steißlage). Nicht der Kopf, sondern das Becken des Kindes ist bei der Geburt der vorangehende Teil. Diese Stellung erschwert oft die spontane, natürliche Geburt. In Deutschland sind 80% der Beckenendlagen Kaiserschnittgeburten. Von der Möglichkeit, das Kind von außen unter Ultraschallkontrolle in eine Schädellage zu drehen, wird relativ oft Gebrauch gemacht.

Wenn bei Ihnen eine Beckenendlage festgestellt wurde und Sie sich z.B. in der 30. Schwangerschaftswoche befinden, kann es gut sein, dass Ihr Kind sich noch von alleine dreht. Sie können aber durch eine regelmäßige und gefahrlose Lagerungsübung, die Indische Brücke, diese Spontandrehung fördern.

Gesundheit und Wohlbefinden

Für die Übung liegen Sie auf dem Rücken:

- Schieben Sie sich ein etwa 30–35 cm hohes Kissen unter Ihr Becken, so dass sich ein extremes Hohlkreuz bildet. Ihr Becken liegt jetzt höher als Ihr Brustkorb.
- Lassen Sie Ihren Kopf und Ihre Beine herabhängen bzw. den Boden berühren.
- In einer anderen Variante werden die Beine zusätzlich hochgelegt (z.B. die Unterschenkel waagerecht auf einen Stuhl).
- Ab der 32. Schwangerschaftswoche können Sie 2-mal täglich ca. 10 Minuten lang üben.

Ungemütlich fürs Baby

Wenn es Ihnen unbequem in dieser Position wird, hat die Übung Ihren Zweck erfüllt. Auch das Baby findet es nicht sonderlich gemütlich und soll sich aus dieser lästigen Position herausdrehen. Mit etwas Glück spüren Sie das an intensiven Kindsbewegungen.

Mehr Hintergründe

Die meist aus der Erfahrungsmedizin stammenden Versuche, die Beckenendlage auf natürliche Art und Weise in eine Schädellage zu wandeln, werden oft ein wenig von der Schulmedizin belächelt. Dazu gehören auch die *Moxibustion*, ein altes chinesisches Verfahren mit Wärmeanwendung am Akupunkturpunkt des kleinen Zehs und die *Zilgrei-Methode*, eine spezifische Atemtechnik, oder die *Lichtwende*, die das Baby mit starkem Taschenlampenlicht von außen führen will. Umstritten, in einzelnen Fällen erfolgreich, sind aber alle Methoden natürlich und mehr oder minder ungefährlich und auf jeden Fall einen Versuch wert: Probieren Sie es!

✶ Infektionen im Schwimmbad

Auf einen Blick
Vielleicht fürchten Sie, wie viele schwangere Frauen, eine Scheideninfektion durch Bakterien oder Pilze, wenn Sie in ein öffentliches Schwimmbad gehen. Fachleute halten es für extrem unwahrscheinlich, dass Sie sich übers Wasser im Genitalbereich infizieren. Erstens gelangt beim normalen Schwimmen kein Wasser in die Scheide und zweitens wird das Wasser streng kontrolliert, was die Keimzahlkonzentration niedrig hält.

Etwas größer könnte das Risiko für eine Infektion im warmen oder heißen Whirlpool sein, weil die Bakterien sich gerne im feucht-warmen Milieu vermehren. Vielleicht verzichten Sie während der Schwangerschaft besser auf den Whirlpool. Auch in öffentlichen Saunen sind Sie gut beraten, einige der folgenden Ratschläge zu befolgen; Infektionen können frühzeitige Wehen auslösen.

Sicheres Schwimmen

- Benutzen Sie ein Badetuch grundsätzlich für sich alleine.
- Setzen Sie sich immer auf Ihr eigenes, trockenes Handtuch.
- Bleiben Sie nicht lange im feuchten Badeanzug, wenn Sie das Wasser verlassen haben.
- Gehen Sie nicht barfuß, sondern tragen Sie konsequent Badeschuhe.
- Benutzen Sie keine Tampons, um sich vor dem Schwimmbadwasser zu schützen. Tampons können sogar das Gegenteil bewirken, da sie Schwimmbadwasser wie ein Docht nach innen aufsaugen.

Gesundheit und Wohlbefinden

Mehr Hintergründe
Infektionen der Scheide erfolgen am häufigsten durch endogene *(eigene)* Keime aus dem Analbereich oder durch Keime des Sexualpartners. Die Keimkonzentrationen in öffentlichen Schwimm- oder Thermalbädern sind in der Regel so niedrig, dass man eine direkte Keimbesiedlung aus dem Wasser für extrem unwahrscheinlich hält. Es wird aber diskutiert, dass im Wasser oder über das feuchte Badezeug eine Keimverschiebung aus dem Analbereich zur Scheide stattfinden kann. Deshalb die Empfehlung, nicht lange im feuchten Badeanzug oder Bikini zu bleiben. Es ist wichtig, sich gut abzutrocknen, das Badezeug auszuwaschen und vollständig an der Luft trocknen zu lassen. Im Trockenen wachsen keine Bakterien.

Dass beim normalen Schwimmen oder Aquajogging kein Wasser in die Scheide gelangt, wurde in mindestens zwei umfangreichen Studien untersucht. Nur beim Wasserski kann unter hohem Druck Wasser in den Körper gelangen. Auch aus diesem Blickwinkel ist die Furcht vor Infektionen im Schwimmbad unbegründet.

★ Kneippen, Kneipp-Kur

Auf einen Blick
Alle Elemente des Kneippens eignen sich besonders gut, um Ihr Wohlbefinden und Ihre Immunabwehr während der Schwangerschaft zu steigern. Kneippkuren setzen sich zusammen aus:
- Wasseranwendungen
- Temperaturreizen
- Heilkräutern

- Bewegungen in Luft und Licht
- einer ausgewogen Ernährung
- Lebensharmonie

Die Anwendungen von wechselnd warmem und kaltem Wasser können Sie je nach Jahreszeit im Freien (Barfußlaufen im Tau, Wassertreten im Bach oder Becken) oder zu Hause (Arm- oder Fußteilbäder, Wechselbäder, kalte oder warme Güsse) durchführen. Ihr Stoffwechsel wird angeregt und Ihr Körper abgehärtet.

Bewegungen und Sport im Freien ohne Leistungsdruck im Kneippschen Sinne sind ebenfalls ideal für Sie. Für viele kleine Probleme in der Schwangerschaft gibt es Kneippsche Pflanzenextrakte in naturbelassener Form: Sie schaden nicht und haben heilende Wirkung. Eine abwechslungsreiche, möglichst fettarme Nahrung, die aber gut schmecken soll, runden die ganzheitliche Philosophie des Pfarrers Sebastian Kneipp ab.

So bringen Sie müde Füße wieder auf Trab

Gönnen Sie Ihren müden Füßen im heißen Sommer kalte Güsse mit einem Wasserschlauch oder nach einem anstrengenden Tag vor dem Zubettgehen die beruhigende Wirkung eines warmen Bades mit Kräuterzusätzen wie Lavendel, Melisse oder Kamille. Vielleicht schenken Sie sich ein Verwöhnwochenende in einem Hotel mit Kneippscher Hydrotherapie?

Mehr Hintergründe

Die Lehre vom gesunden Leben entwickelte Sebastian Kneipp (1821–1897), ein Pfarrer aus dem süddeutschen Allgäu, um seine damals als unheilbar geltende Lungentuberkulose zu behandeln. Er überwand seine Krankheit durch Abhärtung in eiskalten Ge-

Gesundheit und Wohlbefinden

wässern und anschließendem Warmlaufen. Seine Vorbildfunktion und das Gemäßigte seiner Methode, die keine strengen Ge- oder Verbote kennt, hat seine Anhängerschaft über die Jahre kontinuierlich wachsen lassen. Der Verzicht auf Medikamente und der natürliche Ursprung der Lehre – Reize der Natur und des Wassers – sind wie geschaffen für Sie als werdende Mutter. Sein Werk »Meine Wasserkur« können Sie übrigens immer noch kaufen.

∗ Liebe

Auf einen Blick

Ob man in der Schwangerschaft Sex haben darf oder lieber verzichten sollte – hier sind sich viele werdende Mütter bzw. Eltern unsicher. Ist es gar ein Tabu in der Schwangerschaft? Nein, auf keinen Fall! Wenn Ihre Schwangerschaft ohne Komplikationen verläuft, genießen Sie mit Ihrem Partner die körperliche Liebe so oft und so lange Sie mögen, auch in der Spätschwangerschaft. Vielleicht geht es Ihnen wie einigen anderen Frauen, die *in* der Schwangerschaft die Liebe sogar intensiver erleben, weil die Scheide und die sensiblen Stellen sehr stark durchblutet sind. Medizinisch gilt Sex in der Schwangerschaft als unbedenklich. Es gibt nur wenige ärztliche Gründe, zur Abstinenz zu raten.

Die Sorge, dass Ihr Orgasmus dem Kind schaden könnte oder die ausgeschütteten Hormone zu einer verfrühten Geburt führen, ist nach den vorliegenden Erfahrungen unbegründet. Auch die so genannten Prostaglandine *(Gewebehormone)* in der Samenflüssigkeit Ihres Partners sind zu gering konzentriert, um eine Frühgeburt auszulösen. Stöße schaden dem Kind und der Fruchtblase nicht, solange der Muttermund geschlossen ist.

Liebe

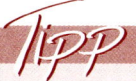

Sprechen Sie über das, was Ihnen gut tut

Gerade in der Schwangerschaft gilt, dass Sex keine *rein* körperliche Angelegenheit ist. Auch seelische Faktoren spielen eine große Rolle. Sprechen Sie mit Ihrem Partner über das, was Sie gerne *möchten* und ohne Angst *können*. Wenn Ihr Bauch größer wird, gibt es einige für Sie besonders angenehme Positionen:
- Sie liegen beide auf der Seite, sehen sich an oder Ihr Partner liegt an Ihrem Rücken, so dass der Bauch nicht zwischen Ihnen ist.
- Sie setzen sich auf Ihren Partner. Auch dies entlastet Ihren Bauch.
- Sie liegen mit dem Rücken auf Ihrem Partner. Der Bauch wird nicht gedrückt.

Mehr Hintergründe

Die frauenärztlichen Fach- und Lehrbücher liefern erstaunlich wenig zum Thema. Das ist vielleicht einer der Gründe, dass bei vielen Schwangerschaftskontrollen zu wenig über die körperliche Liebe in der Schwangerschaft gesprochen wird, wie eine kürzlich veröffentlichte Studie in Aachen feststellte. Neuere Untersuchungen in den USA können aber herangezogen werden, um Schwangere richtig und gut zu beraten. Diese Untersuchungen zeigen, dass die Häufigkeit des Verkehrs mit zunehmender Schwangerschaftsdauer abnimmt, dass aber Verkehr auch in den letzten Wochen möglich und sicher ist. Paare mit regelmäßigem Verkehr in der späten Schwangerschaft haben nicht häufiger Frühgeburten.

Es gibt allerdings eindeutige Umstände, die einen Verzicht auf das Zusammensein mit Eindringen des Penis in die Scheide notwendig machen. Dies ist der Fall bei:

Gesundheit und Wohlbefinden

- Blutungen
- vorzeitigen Wehen (Frühgeburtsbestrebungen) oder Blasensprung
- vorzeitiger Eröffnung des Muttermundes
- einer Plazenta, die vor dem inneren Muttermund liegt
- Schmerzen und Infektionen
- früheren häufigen Fehl- und Frühgeburten

✶ Pflanzliche Heilmittel

Auf einen Blick

Aus Rücksichtnahme auf das heranwachsende Kind lehnen viele Schwangere und die betreuenden Ärzte eine Behandlung von »kleineren« Beschwerden mit schulmedizinischen Arzneimitteln ab. Mit Heilkräutern *(Phytotherapie)* zu behandeln, gilt als eine willkommene Alternative. Dass die Kräutermedizin wirksam ist und nicht nur als Placebo *(Scheinmedikament)* Gutes vollbringt, ist anerkannt. Allerdings fehlen oft klinische Studien, genauso wie Patienteninformationen über die Anwendbarkeit in der Schwangerschaft und bei Kindern.

Vorsicht auch bei pflanzlichen Heilmitteln

Auch mit pflanzlichen Heilmitteln müssen Sie in der Schwangerschaft vorsichtig umgehen. Die Verantwortung wird letztendlich Ihnen bzw. Ihrem Arzt überlassen. Einige Pflanzen können auch negative Wirkungen entfalten, z.B. solche, die Blutgefäße oder die Gebärmuttermuskulatur zusammenziehen.

Von vielen Pflanzen weiß man vor allen Dingen durch die Erfahrung von Hebammen, dass Sie sie auch in der Schwangerschaft ohne Bedenken anwenden können. Häufig eingesetzte Pflanzen sind:

- Baldrian — bei Schlafproblemen
- Bärentraube — bei Blasenentzündungen
- Brennessel — bei Blasenentzündungen, bei Ödemen, Eisenmangel
- Brombeere — bei Morgenübelkeit
- Eichenrinde — bei juckenden und schmerzenden Hämorrhoiden
- Hafer — bei Unruhe und Depressionen
- Hopfen — bei Unruhe und Schlafproblemen
- Ingwer — bei Morgenübelkeit (nur im 1. Schwangerschaftsdrittel!)
- Johanniskraut — bei Unruhe und Depressionen
- Kamille — bei Magen- und Darmkrämpfen, bei Entzündungen
- Lavendel — bei Unruhe
- Löwenzahn — bei Ödemen (wirkt harntreibend)
- Passionsblume — bei Unruhe, bei Krämpfen
- Pfefferminz — bei Blähungen, Morgenübelkeit
- Rosskastanie — bei Venenbeschwerden
- Zypresse — bei Venenbeschwerden

Mehr Hintergründe

Die Phytotherapie gehört neben der anthroposophischen Medizin, der Neuraltherapie, der klassischen Homöopathie und der traditionellen chinesischen Medizin zu den fünf komplementärmedizinischen Methoden *(komplementär = ergänzend)*, die bei Patienten immer beliebter werden. In der Schweiz z.B. werden die Leistungen probehalber von den Krankenversicherungen übernommen. Die Fachgesellschaften müssen allerdings beweisen,

Gesundheit und Wohlbefinden

dass ihre Methoden wirksam, wirtschaftlich und zweckmäßig im Vergleich zur traditionellen Medizin sind.

Die Kräutermedizin zeigt Wirkung! Das ist erwiesen. Leider aber ist die Phase der Schwangerschaft immer noch ein unsicherer Bereich, da Studien in dieser Zeit oft fehlen. Nicht alles, was aus der Natur kommt, ist sicher. Daher sollten Sie die folgenden Pflanzen (ebenfalls Auswahl) nur selten und in kleinen Mengen verzehren. Sie könnten sonst eine Fehlgeburt auslösen.
- Anis, Basilikum, Beifuß, Bohnenkraut, Brunnenkresse
- Eisenkraut, Estragon, Fenchel
- Süßholz
- Kümmel, Liebstöckel, Majoran, Muskat, Mutterkraut
- Rosmarin, Safran, Salbei, Thymian, Wacholder

* Rückenlage

Auf einen Blick

Gehören Sie zu den 30–40 % der Schwangeren, die in der späten, fortgeschrittenen Schwangerschaft nur noch schlecht auf dem Rücken liegen können? Sie fühlen diffuse Beschwerden im Rücken oder Bauch, schwitzen, leiden unter Atemnot, Herzklopfen oder Übelkeit, die sich bis zum Brechreiz steigert? Die Erklärung für dieses Phänomen ist sehr einfach. In der Spätschwangerschaft drückt die 7–8 kg schwere Gebärmutter (Kind, Plazenta, Fruchtwasser, Muskelmasse der Gebärmutter) auf die großen Gefäße im Rücken, die Hohlvene und die Hauptschlagader, und stört die Blutzirkulation zu Ihrem Herzen. Die Seitenlage bringt eine rasche Besserung. Der Druck wird von den Gefäßen genommen.

In seltenen Fällen steigern sich die Symptome bis zur Bewusstlosigkeit. Dass es sehr selten zu einer richtigen Schocksymptomatik kommt, liegt daran, dass Sie sich normalerweise – wenn die ersten unangenehmen Symptome auftreten – automatisch auf die Seite drehen. Frauenärzte nennen die Symptomatik »Rückenlage-Schocksyndrom«.

Nicht zu lange auf dem Rücken liegen bleiben

Sie müssen unbedingt vermeiden, eine Zwangs-Rückenlage einnehmen zu müssen, wie z.B. bei der Untersuchung auf dem gynäkologischen Stuhl, beim Zahnarzt, bei einer Magnetresonanz-Diagnostik – in der so genannten Röhre – oder auf der Sonnenbank im Solarium. Wenn es Ihnen schlecht geht, nimmt auch die Durchblutung zu Ihrem Kind ab.

Mehr Hintergründe

Die unangenehmen Empfindungen, über die fast jede zweite Frau in der späten Schwangerschaft in Rückenlage klagt, sind ohne Frage ein beginnender Kreislaufkollaps. Da instinktiv die Seitenlage eingenommen wird, kommt es nicht zum Kreislaufversagen. Die schwere Gebärmutter drückt auf die Gefäße und blockiert hier die Durchblutung teilweise oder komplett. Am stärksten wird die große Hohlvene, die das Blut zum Herzen führt, zusammengedrückt, da der eigene Innendruck klein ist. So gelangt weniger Blut zum mütterlichen Herzen, und der Herzauswurf pro Herzschlag wird kleiner. Das führt zu den geschilderten Empfindungen und zum Herzrasen. Das Ungeborene erlebt dieses beginnende Kreislaufversagen in gleicher Weise. Die Einnahme der Seitenlage ist die einzig sinnvolle Maßnahme, und eine andere Therapie ist nicht möglich.

Gesundheit und Wohlbefinden

*Schlaf und Müdigkeit

Auf einen Blick
Müde zu sein gehört zur Schwangerschaft beinahe so dazu wie Ihr dicker werdender Bauch. Wenn Ihr Arzt vorsichtshalber einen Eisenmangel ausgeschlossen hat, ist die Müdigkeit lästig, aber nicht krankhaft. Ihr hoher Hormonspiegel, der alles im Körper ruhig stellt, dämpft auch Antrieb und Aktivitäten. Ihr Körper fordert Sie quasi auf, sich zu schonen. Sie werden das besonders im ersten und im letzten Schwangerschaftsdrittel so empfinden.

Trotzdem lässt diese Müdigkeit Ihren Schlaf nicht tiefer und länger werden. Im Gegenteil: Sie haben einen leichten Schlaf, die Tiefschlaf- und Traumschlafphasen nehmen ab, Sie wachen häufiger auf oder liegen ruhelos wach. In der zweiten Schwangerschaftshälfte hat das gute Gründe:
- Ihr Kind strampelt und weckt Sie auf.
- Der dicker werdende Bauch verhindert eine bequeme Schlafposition.
- Sie reagieren sensibler als sonst auf Emotionen und Ungewissheit.
- Sie haben Wadenkrämpfe oder Rückenschmerzen.
- Sie gehen mehrmals wegen Ihrer vollen Blase auf die Toilette.

Da Schlafmittel ein absolutes Tabu in der Schwangerschaft sind, müssen Sie versuchen, mit den folgenden Ratschlägen Abhilfe zu schaffen.

Mehr Hintergründe
Die Ursachen und Zusammenhänge von Müdigkeit und Schlafproblemen, über die fast alle Schwangeren klagen, sind gründlich untersucht. Eine große Schweizer Studie hat gezeigt, dass die als läs-

Schlaf und Müdigkeit

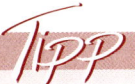

Alternative Schlafmittel

- Meiden Sie ab den Nachmittagsstunden Kaffee, Tee oder andere Getränke mit Koffein.
- Essen und trinken Sie am Abend nur noch wenig.
- Nehmen Sie ein entspannendes warmes Bad vor dem Zubettgehen.
- Trinken Sie zur Nacht ein Glas warme Milch.
- Bauen Sie sich mit Kissen eine für Sie optimale Schlafposition.
- Versuchen Sie ggf. Baldrian oder Baldrian mit Hopfen.
- Tragen Sie am Tag Kompressionsstrümpfe, um nachts weniger auf die Toilette zu müssen.

tig empfundene Müdigkeit und Antriebslosigkeit wenig mit der Dauer des Schlafs zu tun hat. Auch Frauen, die viel schlafen, sind müde – besonders ausgeprägt am Anfang der Schwangerschaft. Im Durchschnitt schlafen schwangere Frauen sogar mehr als vor ihrer Schwangerschaft (und natürlich mehr auch als nach der Schwangerschaft, wenn das Baby da ist). So genannte Aktogramme *(Messungen am Handgelenk mit Bewegungssensoren)* und Schlaf-EEGs in der Schwangerschaft bestätigen, dass der Schlaf in der Schwangerschaft viel leichter und unruhiger ist. Erfreulicherweise haben Müdigkeit und Schlafprobleme offenbar keine negativen Auswirkungen auf den Verlauf der Schwangerschaft und das Kind.

Wenn Sie zu Ödemen und abends zu geschwollenen Füßen neigen, ist es ganz normal, wenn Sie nachts mehrmals auf die Toilette müssen. Im ruhigen Liegen kehrt das Gewebewasser in Ihr Gefäßsystem zurück und wird über die Nieren ausgeschieden. Tragen Sie am Tag Kompressionsstrümpfe, die verhindern, dass sich

Gesundheit und Wohlbefinden

Gewebewasser in den Beinen ansammelt, haben Sie nachts keine volle Blase und Schlafunterbrechungen zu fürchten.

✶ Schlafmittel und Psychopharmaka

Auf einen Blick

Als Faustregel gilt, dass alle Medikamente, die leicht ins Hirn und ins Nervengewebe gelangen – also leicht die so genannte *Blut-Hirn-Schranke* überwinden –, mühelos die Plazenta passieren. So auch Ein- und Durchschlafmittel und Arzneien, die gegen Depressionen, Krampfanfälle, Unruhe, Angst oder bei Wahnvorstellungen eingesetzt werden. Viele dieser Substanzen erhöhen in den ersten 12 Wochen das Risiko für eine Fehlbildung. Da sich bei Ihrem Kind die Hirn- und Nervenentwicklung während der gesamten Schwangerschaft entwickelt, können solche Medikamente, auch wenn sie keine Missbildungen verursachen, in den empfindlichen Prozess der nervlichen Bahnungen und Verknüpfungen eingreifen. Mögliche Folgen: Verhaltensstörungen in der Kindheit, womöglich sogar für das ganze Leben. Unruhe und Trinkschwierigkeiten z.B. können die ersten Zeichen dieser Störung in der Babyzeit sein.

Früh den Arzt informieren

Wenn Sie auf diese Art von Arzneimitteln angewiesen oder sie gewohnt sind, besprechen Sie unbedingt deren Notwendigkeit mit Ihrem Frauenarzt. Auf Schlafmittel müssen Sie unbedingt verzichten. Vielleicht gelingt Ihnen das auch mit den Psychopharmaka.

Mehr Hintergründe

Schlaflosigkeit oder häufiges Aufwachen können sehr quälen und den Tag mühselig machen. Dennoch besteht von ärztlicher Seite Einigkeit darüber, dass werdende Mütter auf Schlafmittel verzichten sollten. Versuchen Sie es mit bewährten Hausmitteln oder nutzen Sie pflanzliche Mittel wie Hopfen oder Baldrian, deren Wirkung in entsprechenden Untersuchungen eindeutig bewiesen wurde.

Leiden Sie an einer seelischen Störung, ist die Entscheidung für das Weglassen der Psychopharmaka häufig gar nicht zu treffen. Vielleicht gelingt es Ihrem Arzt, die Dosis zu reduzieren oder auf eine so genannte Monotherapie *(nur ein Wirkstoff)* einer lange bewährten Medikamentengruppe zu wechseln. Hier liegen die meisten Erfahrungen und Kenntnisse zum Schädigungspotenzial für das Kind vor. Vielleicht haben Sie aber auch Glück: Psychische Erkrankungen bessern sich erstaunlich häufig während der Schwangerschaft.

✶ Stehen

Auf einen Blick

Welch große körperliche Belastung Stehen in der fortgeschrittenen Schwangerschaft bedeutet, zeigt Ihnen das Deutsche Mutterschutzgesetz: Es verbietet die Berufsausübung, wenn Sie an Ihrem Arbeitsplatz in der 2. Schwangerschaftshälfte täglich länger als 4 Stunden stehen müssen.

Beim ruhigen Stehen versackt ein großer Teil des Blutes aus Ihrem Kreislauf in den Beinen. Das geschieht bereits in der frühen

Gesundheit und Wohlbefinden

Schwangerschaft, weil Ihre Gefäße durch die hohen Hormonkonzentrationen viel dehnbarer sind als vor der Schwangerschaft: Ideale Bedingung für Krampfadern – Ihre Beinvenen sind nicht in der Lage die große Blutfülle aufzunehmen. In der zweiten Schwangerschaftshälfte kommt ein weiteres Problem hinzu: Die Gebärmutter drückt auf die großen Venen in Ihrem Becken und staut damit den Blutabfluss aus Ihren Beinen. Weniger Blut wird zum Herzen zurückbefördert. Ihr Herz muss schneller schlagen, um die mangelnde Herzfüllung wettzumachen. Im Stehen bekommen Sie daher starkes Herzklopfen, und es kann Ihnen schwindlig werden.

Auch für die Wirbelsäule ist Stehen eine starke Belastung, weil viele Kilos zusätzlich nach vorne und unten ziehen und die Lendenlordose *(Verbiegung der Wirbelsäule nach vorne)* verstärken. Das verursacht Rückenschmerzen und Seitenstiche. Der Druck der Gebärmutter auf die Blase führt dazu, dass Sie sehr häufig auf die Toilette müssen.

Häufiger im Sitzen arbeiten

Vermeiden Sie in der 2. Schwangerschaftshälfte ruhiges Stehen, auch wenn es kürzer als die »erlaubten« vier Stunden sind. Überlegen Sie mit Ihrem Arbeitgeber, wo und wann Sie kurze Sitzpausen einlegen oder abgestützt mit Hilfe eines hohen Hockers stehen. Erlaubt Ihr Beruf das nicht, treten Sie häufig auf der Stelle, um die Beinmuskelpumpe zu aktivieren. Tragen Sie Kompressionsstrümpfe oder -strumpfhosen. Denken Sie auch zu Hause daran, dass Sie viele Tätigkeiten ebenso gut im Sitzen ausüben können.

Mehr Hintergründe

Viele Untersuchungen belegen, dass Frauen, die im Stehen, in großer Hitze oder körperlich schwer arbeiten, in der Schwangerschaft unter vielen Komplikationen leiden und sehr viel leichtere Kinder zur Welt bringen als nicht arbeitende Frauen. Man weiß heute, dass bei diesen Tätigkeiten die Blutzirkulation des ungeborenen Kindes zu kurz kommt. Das Mutterschutzgesetz, das schon über 100 Jahre alt ist, hatte damals zum Ziel, arbeitende Frauen vor den nicht gut mit einer Schwangerschaft zu vereinbarenden Tätigkeiten zu schützen und eine gesetzliche Freistellung von der Arbeit zu erreichen. Obwohl heute generell nicht mehr körperlich so schwer gearbeitet wird, gibt es immer noch viele Frauenberufe – Verkäuferin, Lehrerin, Ärztin (beim Operieren) –, die schlecht im Sitzen ausgeübt werden können. Die 4 Stunden, die das Mutterschutzgesetz als Grenze nennt, sind nach heutigem ärztlichen Verständnis eine sehr willkürliche Begrenzung. Besser ist, wenn überhaupt nicht längere Zeit gestanden werden muss.

*Stress und Umgang mit Stress

Auf einen Blick

Stress ist eine als zu groß *empfundene* körperliche oder seelische Belastung. Typisch ist die Diskrepanz zwischen einer besonderen Anforderung und der fehlenden Fähigkeit zur Bewältigung. Stress geht immer mit körperlichen Symptomen einher (Zittern, Schweißausbrüche, schnellerer Herzschlag, Steigerung der Atmung *(Hyperventilation)*, Schlaflosigkeit), die Folge der Ausschüttung von Stresshormonen sind.

Gesundheit und Wohlbefinden

In der Schwangerschaft kommen viele neue Anforderungen auf Sie zu. Körperlich schaffen Sie vielleicht viel weniger als Sie möchten oder es fällt Ihnen alles schwerer. Womöglich belastet Sie die Ungewissheit der Zukunft oder die mangelnde Unterstützung Ihres Partners. Auch Ihr Drang zum Perfektionismus sägt an Ihrem Nervenkostüm. Wie bekommen Sie künftig mit dem Kind alles »unter einen Hut«, was Sie zur Zeit bereits schon nicht schaffen?

Es mehren sich die Hinweise, dass Stresshormone, die ganz leicht die Plazenta passieren, auch Ihr Kind beeinflussen. Ständiger Stress führt zu Schwangerschaftsproblemen und Frühgeburten. Ihr Kind fühlt mit, Positives wie Negatives. Liebevolle Zuneigung und Kontakt zum Ungeborenen sind jetzt wichtiger als eine blitzende Küche oder eine Spitzenleistung in Ihrem Job.

Lassen Sie's ruhig angehen

Die Schwangerschaft ist keine Zeit für Höchstleistungen. Niemand darf es Ihnen übel nehmen, wenn Sie jetzt einige Monate alles etwas langsamer erledigen. Setzen Sie sich keinem Termindruck aus und versuchen Sie, Konflikten aus dem Weg zu gehen. Entspannen Sie sich bei einer Lesestunde, einer Massage, einem Bad oder bei einem schönen Spaziergang – am besten reservieren Sie sich täglich eine Stunde, in der Sie nichts anderes tun, als es sich gut gehen zu lassen. Sagen Sie »Nein« zu unliebsamen Verpflichtungen. Denken Sie zunächst an sich! Und akzeptieren Sie: Stress ist etwas sehr Subjektives. Stress beginnt immer im Kopf.

Mehr Hintergründe

Es gibt zahlreiche Untersuchungen, die die Zusammenhänge zwischen sehr traurigen oder sehr stressigen Lebensumständen in der Schwangerschaft und Komplikationen untersucht haben. Besonders das Cortisol unter den Stresshormonen ist eindeutig ein Auslöser vorzeitiger Wehentätigkeit und Frühgeburten. Stressbeseitigung kann umgekehrt die vorzeitig eingesetzten Wehen stoppen.

Relativ neu und aufregend sind die Befunde, dass Stress während der Schwangerschaft Auswirkungen auf den Nachwuchs hat. Die erste Umwelt des Kindes in der Gebärmutter wird nicht nur durch ausreichende Ernährung und Verzicht auf aufputschende Genussmittel geprägt, sondern auch durch die mütterliche Harmonie und Ausgeglichenheit. Ständiger Stress programmiert die Ausprägung genetisch veranlagter Verhaltensprobleme des Kindes. Auch eine Verzögerung in der Sprachentwicklung und der Entwicklung der Motorik sind beobachtet worden.

*Tragen von schweren Gegenständen

Auf einen Blick
Im Beruf schützt Sie das Mutterschutzgesetz davor, regelmäßig mehr als 5 kg und gelegentlich mehr als 10 kg Last zu tragen. Im Alltag zu Hause, wenn Sie z.B. bereits ein kleines Kind haben, ist dieser Schutz kaum möglich, oder in Berufssparten, z.B. als Kindergärtnerin, sehr theoretisch.

Beim Heben steigt der Druck in Ihrem Bauch, was zur Verkürzung des Muttermundes oder zum vorzeitigen Fruchtwasserabgang (Blasensprung) führen kann. Beides kann eine Frühgeburt auslösen.

Gesundheit und Wohlbefinden

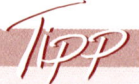

Möglichst in die Hocke gehen

Lassen Sie, wenn immer möglich, schwere Dinge von anderen heben oder tragen. Wenn Sie etwas hochheben müssen – Einkäufe, Bücher, Ihr Kleinkind –, gehen Sie in die Hocke, um den Rücken zu schonen. Halten Sie Gegenstände, die Sie tragen müssen, möglichst nahe an Ihren Körper.

Mehr Hintergründe

Zahlreiche Untersuchungen bei körperlich schwer arbeitenden schwangeren Frauen, z.B. in gebückter Stellung, auf dem Feld in großer Hitze oder beim Tragen schwerer Gegenstände, zeigen, dass diese körperlichen Anstrengungen nicht ohne Folgen bleiben. Ein hoher Prozentsatz der Kinder kommt als Frühgeborenes oder mit einem Wachstumsrückstand auf die Welt. Das hat dazu geführt, dass der Gesetzgeber berufstätige Schwangere vor solchen Belastungen zu schützen versucht und Heben oder Tragen von mehr als 5 kg schweren Gegenständen untersagt.

Neuere Untersuchungen aus Schweden bezweifeln etwas den engen Zusammenhang zwischen dem Tragen schwerer Gegenstände und Schwangerschaftskomplikationen. Erst bei mehrfachem Tragen oder Heben von Gegenständen über 12 kg pro Woche nimmt anscheinend die Häufigkeit von Frühgeburten zu. Nach diesen Untersuchungen müssen zusätzliche Stressfaktoren hinzukommen, um tatsächlich das Risiko für eine Frühgeburt zu erhöhen, wie z.B. hartes Arbeiten in Industriebetrieben.

* Zeckenbiss

Auf einen Blick
Zecken sind Blut saugende Parasiten und Überträger von Bakterien und Viren. Sie können sich durch einen Zeckenbiss bzw. -stich oder durch rohe Milch, die mit Zeckenkot in Kontakt gekommen ist, infizieren. Doch nicht jeder Zeckenbiss führt zu einer Infektion. Zecken übertragen Borreliose oder die Lyme-Krankheit, eine fieberhafte Infektion mit Muskel-, Nerven- und Gelenkbeteiligung. Etwa 0,5 % der Zecken übertragen den Erreger der gefährlicheren Frühsommer-Meningoenzephalitis FSME *(eine Infektion des zentralen Nervensystems und der Hirnhäute).*

Zeckenbisse ereignen sich im Sommer im Freien. Bei Reisen in Endemiegebieten *(Gebiete, in denen Zecken regelmäßig vorkommen)* sind zwangsläufig auch Sie als Schwangere gefährdet. Und da die Bakterien die Plazenta durchdringen können, betrifft es auch das Kind. Wie es sich mit dem FSME-Virus verhält, ist noch nicht erforscht. Man nimmt an, dass bei rechtzeitiger Diagnose die Übertragung der Borreliose oder Lyme-Krankheit auf das Kind durch hochdosierte Antibiotika verhindert werden kann. Bei der Frühsommer-Meningoenzephalitis gibt es keine wirksame Behandlung. Und mit einer prophylaktischen *(vorbeugenden)* FSME-Impfung ist man in der Schwangerschaft zurückhaltend. Daher geht es in erster Linie darum, den Zeckenbiss zu vermeiden und sich richtig zu verhalten, wenn Sie eine Zecke auf Ihrer Haut entdecken.

Mehr Hintergründe
In Deutschland befinden sich Endemiegebiete in Bayern, Baden-Württemberg, Hessen, im Saarland und in einigen neuen Bundesländern. In der Schweiz gibt es Endemiegebiete in der Nähe des

Gesundheit und Wohlbefinden

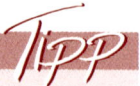

So schützen Sie sich

- Reisen Sie vorsichtshalber nicht in Endemiegebiete.
- Falls doch: Benutzen Sie Wanderwege und verzichten Sie auf das Durchstreifen von Gebüschen oder hohem Gras.
- Meiden Sie den Aufenthalt unter Bäumen.
- Tragen Sie Hosen und langärmlige Oberteile.
- Inspizieren Sie Ihre Haut nach dem Aufenthalt im Freien.
- Entfernen Sie eine Zecke sofort: Den Kopf direkt über der Haut fassen und mit einer Drehung vorsichtig ohne Quetschung senkrecht heraushebeln.
- Die Zecke nicht mit Öl oder Klebstoff beträufeln.
- Desinfizieren Sie den Wundbereich sorgfältig.
- Suchen Sie nach einem Zeckenbiss einen Arzt auf.

Rheintales, im Norden des Kantons Zürich und u.a. im Berner Oberland. In Österreich sind besonders die Steiermark, Kärnten sowie Gebiete in Ober- und Niederösterreich betroffen.

Kenntnisse über Zusammenhänge zwischen zeckenübertragenen Infektionen und Schwangerschaftskomplikationen sind relativ neu und noch sehr unvollständig. Erst in den 80er Jahren hat man erste Untersuchungen über die Auswirkungen auf die werdende Mutter und das Ungeborene in verschiedenen Schwangerschaftsphasen veröffentlicht. Missbildungen, Absterben des Kindes, Wachstumsrückstand und Frühgeburten wurden beobachtet. Als Behandlung kommen in der Schwangerschaft hochdosierte Antibiotika und nach einem Biss die so genannte passive Immunisierung mit einem Hyperimmunglobulin *(Präparat mit Antikörpern gegen die Erreger)* infrage.

* Tabus Gesundheit

Einige Dinge verbieten sich für Sie:
- Nehmen Sie keine Medikamente ohne ausdrückliche ärztliche Verordnung ein (Gefahr von Missbildungen und Entwicklungsstörungen Ihres Kindes, u.U. Fehlgeburt).
- Lassen Sie sich während der Schwangerschaft nicht impfen, vor allem nicht gegen Tuberkulose, Masern, Mumps, Röteln, Windpocken (Gefahr für Entwicklungsstörungen Ihres Kindes, Impfreaktionen bei Ihnen).
- Verzichten Sie auf die körperliche Liebe, wenn Komplikationen in Ihrer Schwangerschaft (Blutungen, vorzeitige Wehentätigkeit, vorzeitiger Blasensprung, Plazenta vor dem inneren Muttermund) aufgetreten sind (Verlust des Kindes, Risiko für Frühgeburtlichkeit).
- Verzichten Sie auf einige pflanzliche Heilmittel, die vorzeitige Wehen auslösen können (Risiko für eine Frühgeburt).
- Nehmen Sie keine Zwangs-Rückenlage ein (auf dem gynäkologischen Stuhl, beim Zahnarzt, in der »Röhre« bei der Magnetresonanz-Diagnostik z.B.), die zu Kreislaufproblemen führen kann (Gefahr für Sauerstoffmangel beim Kind).
- Hände weg von Schlafmitteln und Psychopharmaka ohne ausdrückliche ärztliche Verordnung und Information des Arztes, dass Sie schwanger sind (Gefahr von Entwicklungsstörungen).
- Vermeiden Sie längeres Stehen in der 2. Schwangerschaftshälfte (Versacken des Blutes in den Beinen, Kreislaufprobleme).
- Gehen Sie Stress in jeder Form aus dem Weg, sofern Sie ausweichen können (Risiko für Schwangerschaftsprobleme und für eine Frühgeburt).
- Unterlassen Sie es, schwere Lasten zu tragen (Rückenprobleme, Druckerhöhung im Bauchraum und möglicher vorzeitiger Blasensprung).
- Vermeiden Sie Zecken-Endemiegebiete (Gefahr von Infektionen).

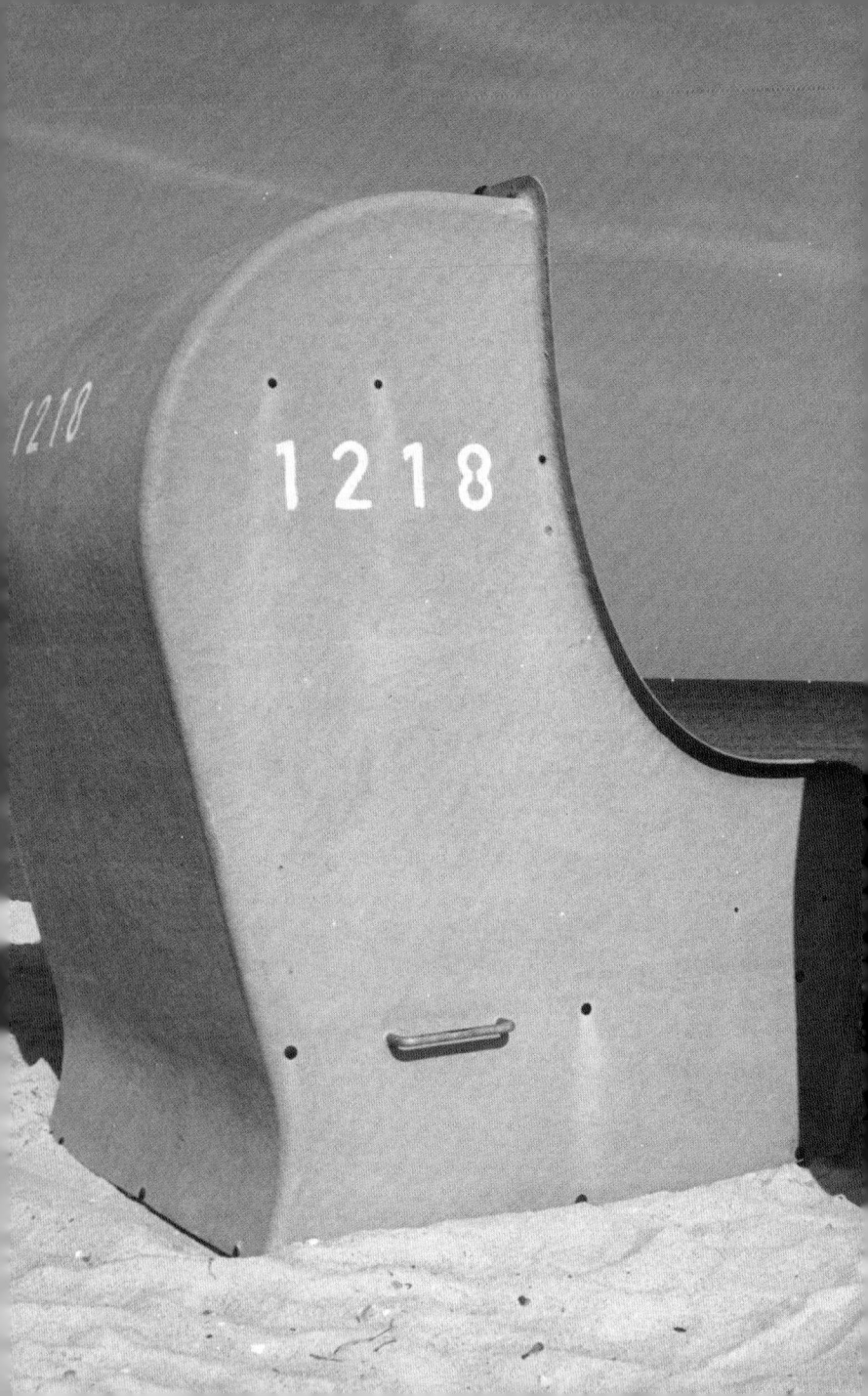

Verkehr und Reisen

Noch einmal so richtig relaxen in den Ferien und Kraft sammeln für die ersten Monate nach der Geburt – alles kein Problem, wenn Sie die richtigen Vorbereitungen treffen. So genießen Sie Ihren Urlaub garantiert.

Verkehr und Reisen

✱ Airbag

Auf einen Blick
Genauso wie sich bei jeder Fahrt anzuschnallen, ist auch ein Airbag beim Autofahren in der Schwangerschaft ein Schutz vor Unfallfolgen. Da sich europäische Airbags nur im Kopf- und Brustbereich und zudem *vor* dem Sicherheitsgurt aufblähen, ist der Nutzen für Sie als Fahrerin oder Beifahrerin höher als das Risiko für Ihr Kind. Fachleute sehen bei korrektem Abstand zwischen Sitz und Airbag (mindestens 25 cm) keinen Grund, den Airbag wegen der Schwangerschaft zu deaktivieren. Mit fortschreitender Schwangerschaft wird dieser Abstand zwangsläufig kleiner und Sie müssen ihn durch Zurückfahren des Sitzes ausgleichen. Wird schließlich der Bauch und der Abstand zu den Fußpedalen zu groß, müssen Sie sich in den letzten Schwangerschaftswochen chauffieren lassen.

Mehr Hintergründe
Obwohl viele Laien fürchten, dass die Wucht eines sich rasch aufblähenden Luftsackes eine Gefahr für Mutter und Kind darstellen könnte, sind Experten anderer Meinung. In der Frühschwangerschaft noch gut im knöchernen Becken der Mutter geschützt, ist das Ungeborene in der zweiten Schwangerschaftshälfte bei frontalen Kollisionen bereits bei relativ geringer Geschwindigkeit oder Auffahrunfällen ohne Gurte und ohne Airbag größeren Kraftübertragungen ausgesetzt als mit Gurten und Airbag. Crashtests mit »schwangeren« Dummies, die speziell die Situation des Bauches in der Schwangerschaft simulierten, haben dies deutlich gezeigt. Dabei ist auch erneut klar gezeigt worden, dass ein Airbag seinen vollen Schutz nur in Kombination mit richtig angelegten Gurten ausüben kann.

Sollten Sie sich dennoch dazu entschließen, den Airbag außer Kraft setzen zu lassen, darf dies nur eine autorisierte Werkstatt ausführen.

*Angurten beim Autofahren

Auf einen Blick
Schwangere sind von der Gurtpflicht nicht ausgenommen. Zudem gibt es nur wenig medizinische Gründe, die gegen das Angurten sprechen. Im Gegenteil: Der Sicherheitsgurt ist – auch für werdende Mütter – »Lebensretter Nr. 1!«

Leider nimmt bei vielen Frauen die Bereitschaft, den Sicherheitsgurt anzulegen, bei fortschreitender Schwangerschaft ab. Dabei mildert ein korrekt angelegter Gurt auf Front- und Rücksitzen die Unfallfolgen für Mutter und Kind. Besonders wichtig ist, dass Sie die Gurte richtig anpassen:
- Legen Sie den Gurt nicht zu locker an.
- Fixieren Sie den Beckengurt fest unter dem ausladenden Bauch.
- Stellen Sie den Sitz nicht zu schräg.

Mehr Hintergründe
Auch nach einer Beratung durch den Arzt, sind es immerhin noch 33 Prozent der Schwangeren, die die Gurte nicht oder nicht korrekt tragen. Denn sie befürchten fälschlicherweise, das ungeborene Kind könnte bei einem Unfall verletzt werden. Die Analyse von Autounfällen und Crashuntersuchungen mit Dummies belegen den Vorteil des Gurts für Mutter und Kind eindeutig. In einer großen Untersuchung, bei der 1243 schwangere Frauen zum Zeit-

Verkehr und Reisen

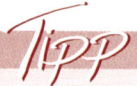

So legen Sie den Dreipunktgurt richtig an

Einen Gurt führen Sie quer über die Schulter zum Becken und den anderen so tief wie möglich über den Beckenknochen (im Bereich zwischen Bauch und Oberschenkel). Dieser Beckengurt muss stramm anliegen und darf nicht auf den Bauch hochrutschen. Das ist bei einer sehr geneigten Sitzlehne noch leichter möglich. Aus diesem Grund sollten Sie die Sitzlehne aufrecht stellen. Beides, der stramme Sitz des Beckengurtes und der aufrechte Sitz, verhindern das Submarining beim Aufprall, das Durchrutschen unter den Gurt. Passen Sie die Position des Sitzes und ggf. die Gurtlängen sorgfältig an.

punkt des Unfalls angeschnallt und 1349 Frauen nicht angeschnallt waren, waren die Unfallfolgen viel geringer, wenn Gurte getragen wurden. Zusätzlich nahm bei der Gruppe ohne Gurt das Risiko eines vorzeitigen Geburtsbeginn innerhalb der 48 Stunden nach dem Umfall deutlich zu.

✶ Autofahren

Auf einen Blick

Wenn Ihre Schwangerschaft ohne Störungen verläuft und Autofahren Sie nicht stresst, gibt es wenig medizinische Gründe Ihnen davon abzuraten. Achten Sie aber im Interesse Ihrer Sicherheit sehr sensibel auf Signale Ihres Körpers. Fahren Sie nicht, wenn Sie sich unwohl fühlen oder sonstige Beschwerden haben.

Es ist erwiesen, dass Schwangere nicht häufiger Unfälle haben als andere. Falls doch etwas passiert, können natürlich die Unfallfolgen viel schlimmer sein. Deshalb gehört Angurten zu jeder noch so kurzen Strecke dazu und, wenn vorhanden, auch der Schutz des Airbags. Nehmen Sie sich immer Zeit für die Einstellung einer bequemen Sitzposition. Wenn Sie nicht selber fahren, sitzen Sie, ebenfalls angegurtet, am sichersten auf dem Rücksitz. Lange Autofahrten sollten Sie möglichst vermeiden. Auch von (langen) Fahrten in großer Hitze ist abzuraten.

Übrigens sollten Sie in der Schwangerschaft nicht unbedingt das kleinste Auto der Familie fahren. Könnten Sie nicht den evtl. ohnehin geplanten Kauf eines größeren Autos für Kind und Kinderwagen vorverlegen?

Beim Autokauf zu beachten

Auto fahren fällt Ihnen leichter und wird sicherer durch
- optimal verstellbare Sitze in Länge und Höhe
- ein höhenverstellbares Lenkrad
- bequeme Einstiege und verstellbare, ausreichend lange Sicherheitsgurte
- einen zweiten Außenspiegel und einen »Tote-Winkel-Spiegel« zum Vermeiden des Umschauens in der späteren Schwangerschaft
- eine Klimaanlage

Mehr Hintergründe

Auch wenn schwangere Frauen, die Auto fahren, nicht häufiger an Unfällen beteiligt sind als außerhalb der Schwangerschaft, zählen Verkehrsunfälle trotzdem zum größten Anteil von Unfällen in der Schwangerschaft. Bei schweren Verletzungen bleiben Schwanger-

Verkehr und Reisen

schaftskomplikationen zwangsläufig nicht aus. Häufigste Verletzungsfolge ist die Lösung des Mutterkuchens von der Gebärmutterwand. Relativ gut geschützt hingegen ist das Ungeborene bei einem Unfall in den ersten Monaten der Schwangerschaft. Zu diesem Zeitpunkt gibt es viel »pufferndes« Fruchtwasser, und das Kind liegt noch im Schutz des knöchernen Beckens der Mutter.

Es ist diskutiert worden, dass Stress beim Autofahren, was ja bekanntlich zur Ausschüttung von Hormonen führt, eine Frühgeburt auslösen könnte. Wenn sich durch Stress die Blutgefäße verengen und der Blutdruck steigt, könnte das Kind einen Sauerstoffmangel erleiden. Konkrete wissenschaftliche Beweise liegen für diese Sorgen nicht vor; sie sind aber theoretisch nicht unbegründet.

Beim bewegungslosen Sitzen mit stark abgewinkelten Beinen im Auto kommt es leicht zur Störung der Blutzirkulation in den Beinen, auch weil die Blutgefäße durch die Schwangerschaftshormone sehr weit geöffnet sind. Geschwollene Füße, Krampfadern und im schlimmsten Fall Venenentzündungen oder Thrombosen entstehen auf diese Weise. Bei notwendigen langen Autofahrten sollten Sie Kompressionsstrumpfhosen (Klasse 2) tragen, die von außen die fehlende Muskelpumpe in den Beinen ersetzen.

✶ Flugangst und Übelkeit beim Fliegen

Auf einen Blick
Angst und psychischen Stress sollten Sie in der Schwangerschaft – wenn immer möglich – vermeiden. Die körperlichen Reaktionen, die sich bei der Flugangst bis zur Panik steigern können, z.B. Zit-

tern, Schwitzen, Steigerung der Herzfrequenz *(Tachykardie)* oder starke Steigerung der Atmung *(Hyperventilation)* sind ungesund für Sie und Ihr Kind. Die Ausschüttung von Stresshormonen verengt die Blutgefäße und kann dazu führen, dass weniger Blut und Sauerstoff zu Ihrem Kind gelangen. Sind Sie also sehr ängstlich beim Fliegen, sollten Sie in der Schwangerschaft darauf verzichten.

Übelkeit oder gar Erbrechen kann, wenn Sie sich sehr oft übergeben müssen, Auswirkungen auf die normale Zusammensetzung des Blutes haben. Das wird in der Schwangerschaft schlechter als sonst toleriert. So genannte Elektrolytverschiebungen im Blut zählen zu den Risiken für die Auslösung vorzeitiger Wehen und damit von Frühgeburtlichkeit. Wenn Sie unbedingt fliegen *müssen*, helfen Ihnen folgende Tipps.

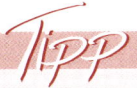

Flugplan checken

- Fliegen Sie bei Dunkelheit, wenn der Flugplan es zulässt. Dann entfällt der sich bewegende Horizont als Reiz auf das Gleichgewichtszentrum.
- Nehmen Sie kein Medikament gegen Reiseübelkeit, zumindest nicht ohne ausdrückliche ärztliche Verordnung.

Mehr Hintergründe

Dass Angst bzw. große Flugangst nachteilig für die Entwicklung des Ungeborenen ist, kann man nur vermuten. Eine systematische Untersuchung ist ethisch nicht vertretbar. Man weiß aber, dass die mütterlichen Stresshormone die Plazenta leicht passieren und entsprechende Kreislaufreaktionen beim Kind auslösen. Wenn trächtige Tiere auf der Flucht sind oder eingesperrt werden, ist die

Durchblutung der Gebärmutter in dieser Stressreaktion erheblich gedrosselt.

Medikamente, die die Reiseübelkeit dämpfen, sind nicht grundsätzlich in der Schwangerschaft verboten. Sie müssen aber durch Ihren betreuenden Arzt verordnet werden. Man wird eine Substanz wählen, die sich auch bei sehr starker Morgenübelkeit im ersten Schwangerschaftsdrittel bewährt hat.

* Flugreisen

Auf einen Blick
Die meisten Fluggesellschaften erlauben Ihnen das Fliegen bis zur 36. Schwangerschaftswoche. Danach werden Sie nur mitgenommen, wenn Sie ein Attest über Ihre Flugtauglichkeit bei sich haben oder von einem Arzt begleitet werden.

Fliegen ist auch in der Schwangerschaft die komfortabelste Möglichkeit, lange Strecken zu überwinden. Wenn Sie gesund sind und die Schwangerschaft ohne Komplikationen verläuft, können Sie ohne Sorge fliegen. Die Angst vor Sauerstoffmangel mit Auswirkungen auf das Ungeborene ist bei normalem Flugbetrieb unberechtigt. Ein Risiko durch die so genannte kosmische Strahlung schätzen Strahlenexperten als extrem klein ein.

Mehr Hintergründe
Ob das Fliegen in der Schwangerschaft sicher ist, beschäftigt seit Beginn der zivilen Luftschifffahrt Laien und Ärzte gleichermaßen und tut es zu Unrecht heute noch immer. Gefürchtet werden Risi-

Flugreisen

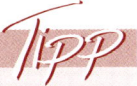

So wird's ein guter Flug

- Fliegen Sie nicht in privaten Flugzeugen ohne Druckkabinen (z.B. in Segelflugzeugen).
- Sorgen Sie dafür, dass Sie möglichst am Beginn einer Reihe und am Gang sitzen, damit Sie einfacher zur Toilette gelangen.
- Sitzen Sie nicht über Stunden ruhig mit stark abgewinkelten Beinen. Auch im Sitzen können Sie Ihre Beine und Füße regelmäßig bewegen.
- Tragen Sie Kompressionsstrümpfe (Klasse 2) auf Langstreckenflügen.
- Trinken Sie ausreichend – die Luft in Flugzeugen ist extrem trocken.
- Bitten Sie um Kissen für den Rücken, um komfortabel zu sitzen.
- Ziehen Sie den Gurt sehr fest *unter* dem ausladenden Bauch an.

ken durch Sauerstoffmangel, Flugangst, Vibrationen und Lärm, kosmische Strahlen, geringe Luftfeuchtigkeit und die Ruhigstellung im Sitzen. Die Erfahrungen sprechen dagegen, dass alle diese theoretischen Risiken von wirklicher Bedeutung sind.

Die heutigen Verkehrsmaschinen fliegen in Höhen bis 10 000 m. Der Barometerdruck nimmt ab und die Luft wird »dünner«, sauerstoffärmer. Da die Druckkabinen den Druck nicht vollständig ausgleichen, entspricht die Situation während des Flugs in etwa der auf einem 2500 m hohen Berg. Wenn Ihre Lungen gesund sind, Sie nicht rauchen und nicht an Blutarmut leiden, tolerieren Sie diese Höhe ohne Risiko.

Als »Economy class syndrome« wurde das erhöhte Thromboserisiko für den Passagier bezeichnet, der viele Stunden bewegungslos auf engstem Raum und in der trockenen Flugzeugluft sitzt. In der

Verkehr und Reisen

Schwangerschaft ist ein solches Thromboserisiko theoretisch sogar größer. Einerseits gerinnt das Blut einer Schwangeren leichter, andererseits »versackt das Blut in den Beinen« schneller.

* Reiseapotheke

Auf einen Blick
Wenn Sie in Gebiete mit fraglich guter ärztlicher Versorgung reisen oder sehr lange Flugstrecken zurücklegen, sollten Sie gemeinsam mit Ihrem Frauenarzt eine spezielle Reiseapotheke für sich in der Schwangerschaft planen. Dort hinein gehören: Verbandsmaterial, Hautdesinfektionsmittel, Pinzette und Schere, sterile Einwegspritzen, evtl. Kondome zum Schutz vor Geschlechtskrankheiten, Fieberthermometer, Insektenschutzmittel, kühlende und juckreizstillende Salbe bei Insektenstichen und elastische Binden. Alle Arzneimittel sollten Sie kritisch auf ihre besondere Eignung in der Schwangerschaft aussuchen. Es sind
- Mittel gegen Schmerzen, Durchfall, Reiseübelkeit
- Fiebersenkende Mittel und Antibiotika
- Mittel gegen Allergien
- Medikamente zur Selbstbehandlung bei Verdacht auf Malaria
- Medikamente, wenn vorzeitige Wehen auftreten
- Medikamente, wenn Scheidenpilz-Infektionen auftreten

Informieren Sie sich über die richtige Dosierung für den notfallmäßigen Einsatz am Reiseort.

Suchen Sie professionelle Hilfe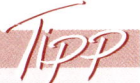

Lassen Sie sich bei Erkrankungen auf der Reise niemals Medikamente von Personen verordnen, die keine Erfahrung in der Behandlung erkrankter Frauen in der Schwangerschaft haben. In vielen südlichen Ländern ist man relativ leichtsinnig bei der Abwägung der Risiken durch Medikamente in der Schwangerschaft.

Mehr Hintergründe

Eine solche Schwangerschafts-Reiseapotheke ist besonders wichtig, wenn Sie z.B. beruflich bedingt für längere Zeit ins fernere Ausland gehen. Da Sie ohnehin dort evtl. ohne ärztliche Rückfragemöglichkeit zu diesen Medikamenten greifen werden, müssen Sie ganz sicher sein können, dass die Medikamente in Ihrer Apotheke Ihr Kind nicht zusätzlich gefährden.

Fast alle Arzneimittel gehen durch die Plazenta, d.h. das Kind wird zwangsläufig immer mitbehandelt. Manchmal, z.B. bei Infektionen, ist dies sogar erwünscht. In der frühen Schwangerschaft sind bei nicht geeigneten mütterlichen Arzneimitteln Fehlentwicklungen und später Reife- und Wachstumsstörungen gefürchtet. Medikamente auf der Reise kategorisch abzulehnen, ist aber auch keine Lösung. Fieber und Infektionen z.B. sind unbedingt zu behandeln, da es sonst zu vorzeitigen Wehen und Auslösung einer Frühgeburt kommen kann.

Verkehr und Reisen

* Reiseimpfungen

Auf einen Blick

Reisen in tropische oder subtropische Gebiete gelten in der Schwangerschaft auch deshalb als besonders bedenklich, weil Sie sich bei solchen Reisen besser vorher durch eine Impfung schützen oder z.B. nach einem Tierbiss *(Tollwut)* impfen lassen sollten. Insbesondere bei Impfungen mit Lebendimpfstoffen ist man nach wie vor in der Schwangerschaft sehr restriktiv. Seit allerdings die Pocken von der Weltgesundheitsorganisation (WHO) als ausgerottet erklärt wurden, besteht keine gesetzliche Impfpflicht mehr, die unbedingt in der Schwangerschaft zu meiden ist. Bei der in manchen Ländern (Südafrika, Südamerika) bestehenden Impfpflicht für Cholera, Gelbfieber und Typhus ist man zwar in der Schwangerschaft zurückhaltend, kann sie aber notfalls bei großem Risiko durch den Zielort einsetzen.

Beratung vor der Reise

Tropeninstitute oder reisemedizinische Beratungszentren sind sehr gut über die jeweiligen Infektionsrisiken in Ihrem Reiseland informiert und wissen auch sehr gut über Impfrisiken in der Schwangerschaft Bescheid. Lassen Sie sich dort einige Wochen *vor* Reiseantritt beraten.

Mehr Hintergründe

Bei Reisen in tropische und subtropische Gebiete sollten Sie mit echten Tropenkrankheiten *(Cholera und Gelbfieber)* und solchen, die dort häufiger auftreten *(Hepatitis A und B, Meningitis, Polio, Tetanus, Tollwut, Tuberkulose und Typhus)* rechnen. In der Schwangerschaft wird das Risiko für Sie und Ihr Kind wie folgt eingeschätzt:

> **Impfungen für Ihr Kind**
>
> Unbedenkliche Impfungen für Sie und Ihr Kind:
> - Alle Immunglobuline *(= passiver Impfschutz)*
> - Tetanus *(Wundstarrkrampf)*
> - Polio *(Kinderlähmung)*
>
> Bedenkliche Impfung für Sie und Ihr Kind, aber notfalls einzusetzen:
> - Cholera *(Brechdurchfall)*
> - Gelbfieber
> - Hepatitis A und B *(Leberentzündung)*
> - Tollwut
> - Typhus *(fieberhafte Darmentzündung)*
>
> Verbotene Impfung für Sie und Ihr Kind:
> - Tuberkulose *(Lungenerkrankung)*

✲ Reisen

Auf einen Blick

Sie müssen Ihre Reisepläne nicht aufgeben, wenn Ihre Schwangerschaft normal verläuft. Vermeiden Sie aber beschwerliche Reisen, wie z.B. Abenteuer- und Trekkingreisen mit unsicheren hygienischen Verhältnissen, Reisen in tropische Gebiete mit Impfzwängen, in Malaria-Gebiete, in große Höhen (über 3000 m) und in Bereiche ohne ärztliche Versorgung.

Wenn Sie wählen können, reisen Sie im mittleren Drittel Ihrer Schwangerschaft (etwa 14.–28. Woche). Lange Distanzen legen Sie

Verkehr und Reisen

am besten mit dem Flugzeug oder mit der Bahn zurück. Schützen Sie sich auch am Zielort vor Überanstrengungen: Meiden Sie die Mittagshitze und ausgedehnte Sonnenbäder. Sonst gelten die gleichen Grundsätze wie auch für Nichtschwangere bei Reisen in südliche Gefilde. Vorsicht bei ungekochten Lebensmitteln, ungeschältem Obst, Speiseeis, Leitungswasser, Eiswürfeln und ungewohnten, in Öl zubereiteten, stark gewürzten Speisen.

Tipp

Gesundes Reisen in der Schwangerschaft

- Lassen Sie sich vor der Reise noch einmal ärztlich untersuchen.
- Für einen (hoffentlich nicht eintretenden) Notfall: Verschaffen Sie sich bereits zu Hause Name und Telefonnummer eines Arztes am Zielort.
- Planen Sie Ihre Reise so, dass Sie sie jederzeit ohne große Kosten ändern können. Schließen Sie am besten eine Reiserücktrittsversicherung ab.
- Tragen Sie bequeme, luftdurchlässige Kleidung und Schuhe.
- Nehmen Sie sich Zeit für reguläre Mahlzeiten. Da Verstopfung auf Reisen ein übliches Problem ist, achten Sie auf viel Ballaststoffe.
- Nehmen Sie keine Medikamente (z.B. gegen Reiseübelkeit, Schlafprobleme, Verstopfung, Durchfall usw.), die Ihnen nicht von Ihrem Arzt verordnet wurden.
- Reisen Sie mit Ihrem Mutterpass.
- Halten Sie für Notfälle einige wichtige Sätze schriftlich in der Landessprache bereit, z.B. »Ich bin schwanger und benötige einen Frauenarzt«.

Mehr Hintergründe

Am gemütlichsten für Sie als werdende Mutter ist es, wenn Sie sich ein Feriendomizil in der Nähe des Heimatortes aussuchen. So vermeiden Sie Beschwerden durch die lange Reise, und die Nähe zum vertrauten Arzt oder zur Klinik kann sehr beruhigend sein.

Verlassen Sie Ihren gewohnten Radius, stellen sich automatisch große Anforderungen zur ärztlichen Versorgung, Hygiene und Komfort an den Urlaubsort.

Das Infektionsrisiko ist für die Schwangere nicht größer als für den Touristen schlechthin, die Folgen aber von z.B. Erbrechen, Durchfall, Infektionen und Fieber sind schwerwiegender. Die Auslösung einer Frühgeburt ist ein Risiko einer solchen Infektion. Deshalb gilt besonders für Schwangere der bekannte Rat für Reisende beim Verzehr von Lebensmitteln in Ländern mit niedriger Hygiene »Boil it, cook it, peel it or forget it«.

Am sichersten und komfortabelsten ist das Reisen im mittleren Schwangerschaftsdrittel. Die Anpassungsschwierigkeiten und morgendliche Übelkeit der ersten Wochen sind in der Regel passé, die Belastungen durch den dicken Bauch in den letzten Wochen noch nicht vorhanden. Auch empfiehlt sich, in den letzten 4–6 Wochen wegen der jederzeit beginnenden Geburt den Heimatort möglichst nur für Kurzreisen zu verlassen.

* Reisen in die Tropen

Auf einen Blick
Da Schwangere mehr als andere Reisende gefährdet sind, sollten Sie Ihren geplanten Urlaub in die Tropen absagen. Reisen Sie nur, wenn Sie aus Berufs- oder Familiengründen unbedingt müssen.

Gefahren drohen Ihnen durch verunreinigte Speisen und Wasser. Speisen verweilen in der Schwangerschaft länger als sonst im Ma-

Verkehr und Reisen

gen-Darmbereich, und das Risiko für Brechdurchfälle wird höher. Ein intensiver Brechdurchfall führt zur Austrocknung *(Dehydrierung)* und kann eine Frühgeburt auslösen. Große Hitze und hohe Luftfeuchtigkeit sind in der Schwangerschaft schwerer zu tolerieren. Die Empfänglichkeit für Infektionen ist mit Ausnahme von Malaria nicht höher als sonst, aber die meisten Infektionskrankheiten nehmen einen schwereren Verlauf. Das Ungeborene wird leicht mitinfiziert. Impfungen in der Schwangerschaft mit Lebendimpfstoffen sind – wenn immer möglich – zu vermeiden.

Tipp

Schutz vor Infekten

Wenn Sie reisen müssen, können Sie sich durch umsichtiges Verhalten vor vielen Infektionen schützen. Meiden Sie Kontakt mit Tieren. Essen Sie nur abgekochte Speisen. Benutzen Sie zum Zähneputzen und Trinken nur Wasser aus originalverpackten Flaschen. Meiden Sie Eiswürfel, Speiseeis, Salate und Obst, das nicht geschält wird. Tragen Sie helle Kleidung: am besten langärmelige Blusen und lange Hosen. Laufen Sie nicht barfuß. Schützen Sie sich durch das Tragen von Schuhen vor Fadenwurm- und Sandflohinfektionen über die Haut. Ein Hut mit herabhängenden Bommeln schützt Sie vor Fluginsekten. Nicht bedeckte Haut sollte mit insektenabweisenden Mitteln *(Repellents, z.B. Autan)* besprüht oder eingerieben werden.

Mehr Hintergründe

Es wird geschätzt, dass von den 1,2 Millionen Deutschen, die jährlich in tropische Gebiete reisen, rund die Hälfte während oder nach der Reise an Befindlichkeitsstörungen oder Erkrankungen leidet. Leider sind diese Gebiete auch ärztlich oft unterversorgt oder entsprechen nicht dem gewohnten Standard, schon gar nicht bei der notwendigen Betreuung einer drohenden Frühgeburt mit Wehen.

Wenn die Reise erfolgen *muss,* tragen Sie als Schwangere sehr viel Verantwortung, sich selbst und das Kind aktiv zu schützen. Das beginnt bei der Reiseplanung mit einem Kontakt zu einem Tropeninstitut zur Beratung der notwendigen Impfungen und anderer Schutzmaßnahmen. Es ist auch zu empfehlen, dass Sie Ihren Immunstatus für einige Infektionen *vor* der Abreise überprüfen lassen. Das Aufbewahren einer Blutprobe von Ihnen ist sinnvoll, um später Hinweise auf eine neu erworbene Infektion zu haben.

* Reisen in große Höhen

Auf einen Blick
Zahlreiche Tropenreisen, einige Reiserouten in Südamerika (über 4000 m hohe Andenpässe), in Ostafrika (Kilimandscharo: 5895 m, Mount Kenya: 5194 m) oder Trekkingreisen in Nepal oder in Tibet führen in große Höhen. Verzichten Sie auf solche Reisen unbedingt in der Schwangerschaft. Sie riskieren für Ihr ungeborenes Kind Sauerstoffmangel durch die »dünnere«, sauerstoffärmere Luft in diesen Höhen. In der Schwangerschaft sollte die obere Grenze bei etwa 3000 m liegen.

Nicht zu schnell aufsteigen

Bereits ab 2500 m kann selbst bei Trainierten bei zu raschem Aufstieg die so genannte akute Bergkrankheit auftreten. Erste Anzeichen: Kopfschmerzen und Übelkeit. Kommen Schwindel, Erbrechen und Atemnot hinzu, müssen Sie schnellstens in Begleitung die Höhe verlassen.

Aber auch auf Höhen bis zu 3000 m sollte der Aufstieg nicht zu rasch erfolgen, um Ihrem Körper Zeit zu geben, sich an die Höhe anzupassen.

Viele Frauen haben ganz am Anfang ihrer Schwangerschaft die für sie erschreckende Erfahrung gemacht, ohne Kenntnis ihrer Schwangerschaft sich auf einer Ferienreise sehr großen Höhen ausgesetzt zu haben und sorgen sich um die Entwicklung des Kindes. Geschah das in den ersten 14 Tagen nach der Befruchtung *(Konzeption)*, ist glücklicherweise von der Alles-oder-nichts-Regel auszugehen. Durch den Sauerstoffmangel in der Höhe wird die Fruchtanlage entweder zerstört (d.h. die gerade begonnene Schwangerschaft findet ein Ende), oder die Zellen regenerieren sich komplett: Es entsteht kein Schaden beim Ungeborenen.

Mehr Hintergründe

Die Grenzen der Höhenbelastung sind natürlich in der Schwangerschaft nie systematisch untersucht worden. Man weiß aber von Völkern, die ständig über 3000 m leben, oder beispielsweise von den Spaniern, die im 17. Jahrhundert in den Anden siedelten, wie anfällig allein die Fruchtbarkeit durch Sauerstoffmangel in der Höhe ist. Die ersten Generationen nach der Ansiedlung in Südamerika, auch die der Herden, bekamen auf 4000 m keinen Nachwuchs und mussten ihren Lebensraum in tiefere Regionen verlegen. Völker, die seit Generationen dort leben, oder Tiere, die in solchen Höhen heimisch sind, entwickeln ganz besonders in der Schwangerschaft Anpassungsmechanismen, um die Atmung und den Sauerstofftransport im Blut zu steigern. Dennoch gibt es viele Komplikationen in der Schwangerschaft, und die dort geborenen Kinder sind kleiner und wiegen viel weniger – wegen des chronischen Sauerstoffmangels.

Verbringen Sie Ihre Ferien lieber in Bergen mit mittleren Höhen – Ihr Körper kann sich langsam auf Höhen um 2000 m an die sauerstoffärmere Luft anpassen.

✶ Reisen in Malariagebiete

Auf einen Blick

Eine besondere Gefährdung für Mutter und Kind sind tropische oder subtropische Gegenden in allen Kontinenten, in denen die Malaria vorkommt – mit Ausnahme von Australien. Die Malariaparasiten werden von Stechmücken *(Moskitos)* übertragen. Von Reisen in diese Gebiete, sofern nicht unumgänglich, sollten Sie unbedingt Abstand nehmen. Erkranken Sie an Malaria, müssen Sie um Ihre Schwangerschaft fürchten.

Wenn Sie reisen *müssen,* ist das Allerwichtigste der Schutz durch Kleidung, die die Haut bedeckt, Schuhe und Moskitonetze. Sich einzureiben mit insektenabweisenden Mitteln gehört auch zur Malariavorsorge: So genannte DEET enthaltenden Insekten-Repellentien sind in der Schwangerschaft gut anwendbar.

Moskitoschutz

Ohne Mückenstich gibt es keine Malaria. Ein einziger Mückenstich reicht allerdings aus. Mücken sind am aktivsten in der Dämmerung und in der Dunkelheit. Schützen Sie sich sehr penibel vor Mückenstichen. Werdende Mütter stechen die Mücken besonders gern – etwas in Atem oder Schweiß der Schwangeren scheint für die Moskitos besonders attraktiv zu sein.

Verkehr und Reisen

Chinin *(Chloroquin)* zur chemischen Prophylaxe ist auch in der Schwangerschaft anwendbar. Allerdings sind die Parasiten immer häufiger gegen Chloroquin oder andere Gegenmittel resistent.

Mehr Hintergründe
Eine Malaria birgt für das ungeborene Kind große Risiken. In der Regel verläuft die Malaria sehr schwer in der Schwangerschaft. Die mütterlichen Fieberanfälle sind für die kindliche Entwicklung sehr schädlich. Die Parasiten finden in den Blutpools der Plazenta hervorragende Möglichkeiten sich zu vermehren. Sauerstoffmangel und Fehlgeburten drohen. Die Zerstörung der mütterlichen roten Blutkörperchen verstärkt den Sauerstoffmangel.

Eine Impfung gegen Malaria gibt es nicht, und einige der Medikamente zur Chemoprophylaxe sind im ersten Schwangerschaftsdrittel nicht sicher für das Kind. Erkrankt eine Schwangere an Malaria, dann muss oft im Interesse der Mutter eine Therapie begonnen werden, die für das Kind mit Risiken verbunden ist.

Normalerweise ist das Malariarisiko in der Höhe ab 1500 m geringer, doch sind bei feucht-heißem Klima auch Malariaerkrankungen bis 3000 m Höhe bekannt.

*Sicherheitsschleusen auf Flughäfen

Auf einen Blick
Sie brauchen keine Angst haben, wenn Sie durch diese Schleusen treten, bevor Sie zum Flugzeuggate laufen. Auch die Handgeräte, mit denen Sie abgetastet werden, schaden Ihnen und dem Baby

nicht. Es handelt sich um einfache Magnetfeld-Detektoren, die auf Metalle reagieren.

Mehr Hintergründe

In der Schwangerschaft dürfen sogar viel stärkere Magnetfelder, wie bei der medizinischen Diagnostik *(MRI, Magnetresonanzimaging)*, ohne Risiko eingesetzt werden. Die geringe Intensität der Flugzeugschleusen und Handgeräte ist noch nicht einmal für Personen gefährlich, die einen Herzschrittmacher im Körper tragen.

* Strahlenbelastung beim Fliegen

Auf einen Blick

Fachleute sind geteilter Meinung, ob die vergleichsweise geringen Strahlendosen beim Fliegen schädlich für das Ungeborene sein können. Wachsende Gewebe reagieren sehr sensibel auf Strahlung. Im Flugzeug setzen Sie sich der kosmischen Strahlung aus. Es handelt sich um natürliche Strahlen aus dem Weltraum *(Sonne, Galaxien)* – je höher Sie fliegen, desto höher die Belastung. Auf Flügen mit einem Passagierflugzeug erreichen Sie auf Langstreckenflügen eine Höhe von ca. 10 km.

Auch auf Bodenniveau sind Sie, ohne dass Sie darüber sehr viel nachdenken, diesen Strahlen ausgesetzt. Hinzu kommen Strahlen aus Radon in Baumaterialien und rund 20 % aus künstlichen Strahlenquellen, meist durch medizinische Anwendungen. Die durchschnittliche Jahresstrahlenbelastung liegt bei etwa 5 mSv (Millisievert).

Bei 2,5–5 mSv – also in der gleichen Größenordnung – liegt die zusätzliche Jahres-Strahlenbelastung der Crew bei beruflichem Fliegen. Beim Einzelflug beträgt die Belastung jedoch nur ein Bruchteil, nämlich je nach Flugroute und -dauer 30–65 µSv (Achtung *Mikro-* nicht *Millisievert*: also 0,03 bis 0,065 mSv).

Falsche Daten

Seien Sie vorsichtig mit Daten, auf die Sie im Internet stoßen. In vielen Artikeln sind die Strahlenbelastungen viel zu hoch angegeben, oft um einen Faktor 100.

Strahlen können zum Tod führen, Krebs auslösen, Erbschäden verursachen oder Missbildungen auslösen. Es ist sehr schwer, überzeugend zu beweisen, dass die Strahlenbelastung beim Fliegen zu diesen Schäden führt. Aber auch der gegenteilige Beweis für deren völlige Harmlosigkeit steht aus. Das gelingt erst recht nicht für die rund 1/100 betragende Strahlenbelastung beim einzelnen Langstreckenflug.

Viele Strahlenbiologen halten es für unbedenklich, wenn Sie als schwangere Frau gelegentlich fliegen. Die Entscheidung zum Fliegen müssen Sie aber ganz bewusst mit Inkaufnahme eines – wenn auch extrem kleinen – Restrisikos selbst treffen.

Mehr Hintergründe

Seit Beginn der Verkehrsfliegerei gibt es Kontroversen, wie sicher das Fliegen in der Schwangerschaft ist. Im Mittelpunkt stand früher die inzwischen entkräftete Sorge um Sauerstoffmangel beim Ungeborenen durch die Flughöhe. Relativ neu sind die Diskussionen über die gesundheitliche Bedeutung der kosmischen

Strahlenbelastung. Hier gibt es große Meinungsverschiedenheiten, zum Teil ideologisch gefärbt.

Nach dem heutigen Kenntnisstand gibt es wenig Argumente, vom Fliegen wegen der kosmischen Strahlenbelastung abzuraten, wenn werdende Mütter *gelegentlich* Langstrecken fliegen.

✶ Tabus im Verkehr und beim Reisen

Verzichten Sie in der Schwangerschaft auf:
- Autofahrten *ohne* Gurte und Airbags (etwaige Unfallfolgen schwerwiegender)
- Flugreisen, wenn Sie große Flugangst haben (Reduktion der Gebärmutterdurchblutung durch Stress und Angst)
- Langstreckenflüge *ohne* Kompressionsstrümpfe (Gefahr von Venenentzündungen und -thrombosen)
- Reisen mit großer Entfernung vom Geburtsort in den letzten 4–6 Wochen (Risiko Frühgeburtlichkeit)
- Reisen in Gebiete höher als 3000 m (Sauerstoffmangel)
- Reisen in Malaria-Gebiete (Infektionsrisiko und Bedrohung der Schwangerschaft)
- Reisen in die Tropen (Risiken aus mangelnder Hygiene und Hitze)
- Reiseimpfungen, wenn immer möglich (Entwicklungsstörungen des Kindes, Impfreaktionen bei Ihnen)

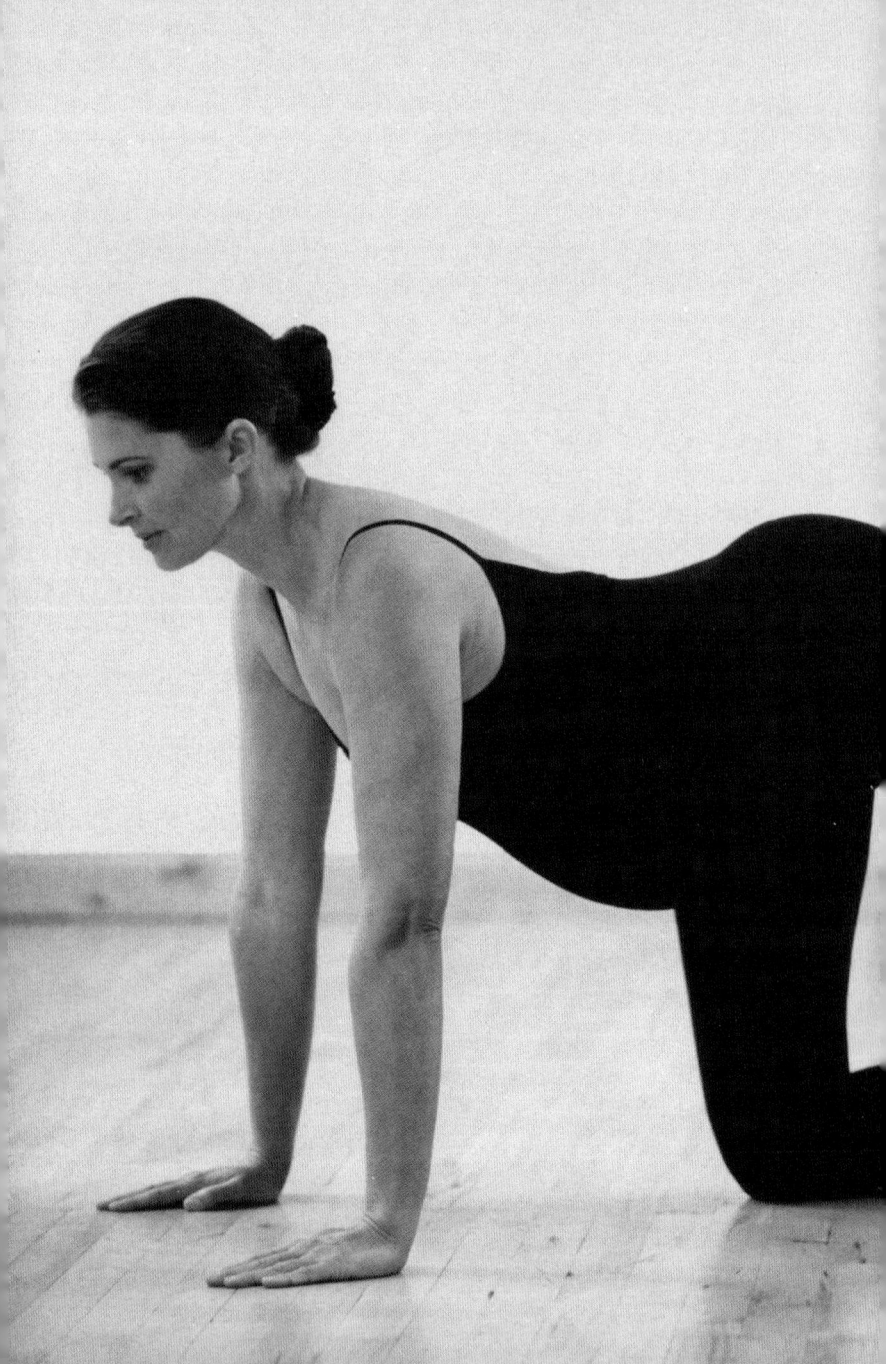

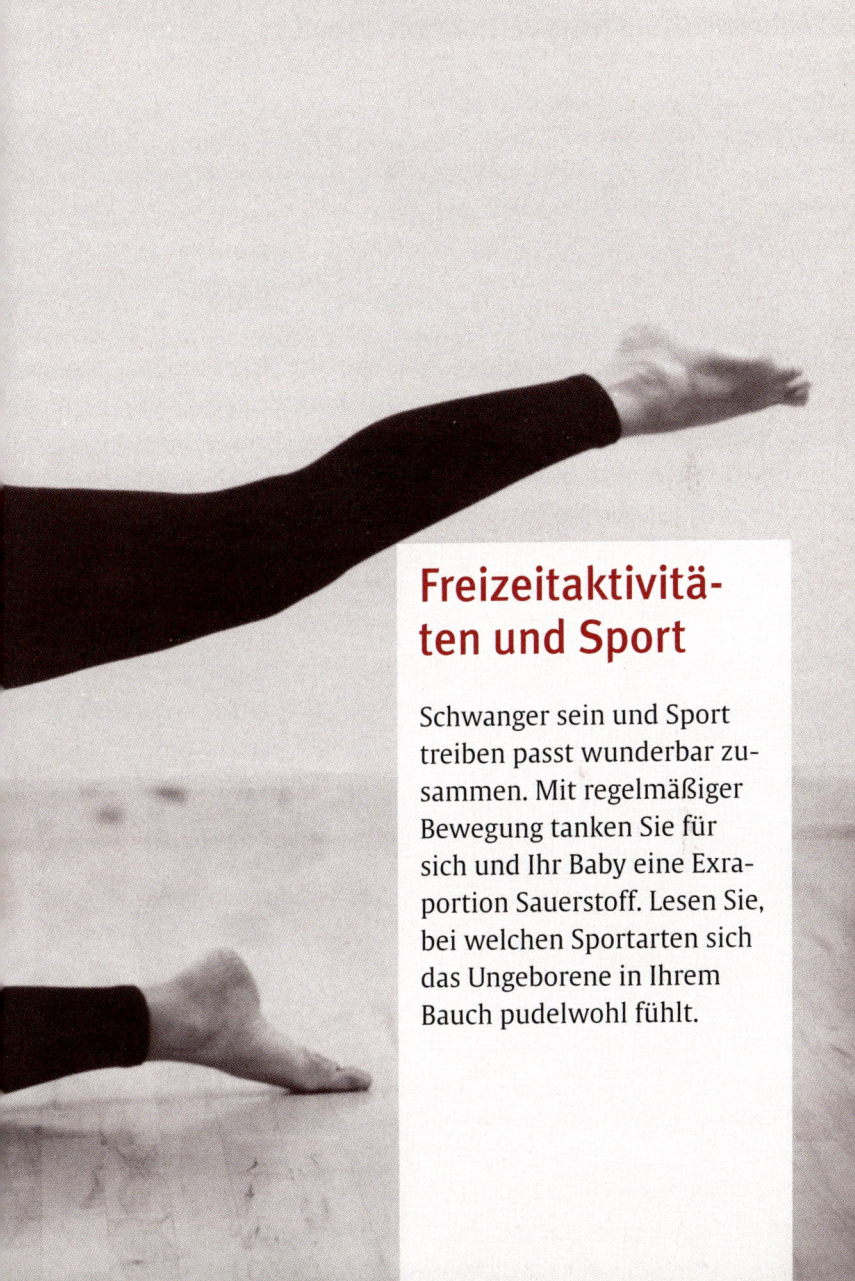

Freizeitaktivitäten und Sport

Schwanger sein und Sport treiben passt wunderbar zusammen. Mit regelmäßiger Bewegung tanken Sie für sich und Ihr Baby eine Extraportion Sauerstoff. Lesen Sie, bei welchen Sportarten sich das Ungeborene in Ihrem Bauch pudelwohl fühlt.

Freizeitaktivitäten und Sport

*Aquajogging und Aqua-Fitness

Auf einen Blick

Der Vorteil bei dieser Sportart, die Gymnastik, Laufen im Wasser und aufrechtes Eintauchen kombiniert, ist der Auftrieb im Wasser. Auf Ihren Gelenken lasten lediglich etwa 10 % des Körpergewichts, Aquajogging ist ein nahezu idealer Sport für Sie, den Sie sogar relativ intensiv und während der ganzen Schwangerschaft betreiben können, wenn sich in Ihrer Nähe ein Schwimmbad befindet.

Sport im Wasser hat nämlich den großen Vorteil, dass Sie bis zu Wassertemperaturen von 28–29 Grad kaum ins Schwitzen geraten. Wenn Sie den natürlichen Auftrieb des Wassers durch spezielle Westen oder »Auftriebsnudeln« verstärken, können Sie auch ohne Bodenkontakt im Wasser »laufen«. Sie können nicht fallen oder sich stoßen. Aquajogging macht Spaß, weil Sie sich mühelos entspannen können.

Wassertreten hilft bei Ödemen

Der Wasserdruck, der mit zunehmender Tiefe größer wird und daher bei aufrechter Position im Wasser an den Füßen am größten ist, ist eine Wohltat für müde oder geschwollene Beine. Nur wenige Minuten im Wasser reichen schon aus, und das angesammelte Wasser in Füßen und Beinen *(Ödeme)* kehrt wieder in die Gefäße zurück. Wenn Sie ein 45-Minuten-Programm absolviert haben, sind Ihre Füße messbar schlanker als vorher.

Mehr Hintergründe

Aquajogging, Aqua-Fitness oder Aquaaerobics hat sich bei Sportlern, die Verletzungen kurieren, sehr bewährt. Der Reibungswiderstand des Wassers macht ruckartige, schnelle Bewegungen fast unmöglich. Dadurch entsteht das Gefühl des Gleitens oder Schwebens. Kräftige und schnellere Arm- und Beinbewegungen kosten bei dem großen Wasserwiderstand Energie. Motto: »Kalorien verbrennt man am besten im Wasser«.

So erstaunt es nicht, dass schwangere Frauen diesen Wassersport sehr schätzen. Eine Untersuchung in der späten Schwangerschaft hat ergeben, dass Aquajogging allen anderen ebenso gut geeigneten Sportarten in der Schwangerschaft wie Schwimmen, Wandern, Radfahren vorgezogen wird. In der gleichen Untersuchung hat man die mütterliche und kindliche Herzfrequenz, auch beim intensiven Laufen im Wasser, gemessen. Dadurch dass nicht geschwitzt wird, steigt die mütterliche Herzfrequenz viel langsamer an als bei vergleichbarer Aktivität im Trockenen. Die Ungeborenen vertragen diesen Sport ebenso sehr gut.

* Baden/Whirlpool

Auf einen Blick
Ein schönes Bad in einem mollig warmen Badezimmer entspannt Ihre Muskeln und mildert dazu Rückenschmerzen und Seitenstiche. Rückfettende Badezusätze für Ihre wahrscheinlich jetzt eher trockene Haut oder einige Tropfen ätherisches Öl zur Entspannung dürfen nicht fehlen! Achten Sie darauf, dass Sie sich stets irgendwo festhalten, wenn Sie in die Badewanne ein- oder aussteigen und seien Sie besonders vorsichtig beim Aufstehen. Am besten baden Sie nur dann, wenn jemand in der Wohnung anwesend ist.

Freizeitaktivitäten und Sport

Heiße Whirlpools oder Dampfbäder in Badeanstalten oder Hotels, die andere Personen mitbenutzen, sollten Sie in der Schwangerschaft meiden. Sie schützen sich so vor Pilzinfektionen, da Pilze sich auch bei guten hygienischen Verhältnissen im feucht-warmen Milieu schnell vermehren können.

Warm und kurz

Baden Sie nicht viel länger als 15–20 Minuten und nicht wärmer als 38 Grad. Ihre Haut und Ihr Kreislauf danken es Ihnen.

Tipp

Mehr Hintergründe

Die Empfehlung, nicht zu lange und nicht sehr heiß zu baden, hat zwei Gründe. In einer ganz normal verlaufenden Schwangerschaft ist der Blutdruck etwas niedriger als vorher. Wenn sich bei einem langen, heißen Bad alle Hautgefäße öffnen (Sie sehen deshalb puterrot aus), kann der Blutdruck noch weiter abfallen. Symptome: Beim Aufstehen wird es Ihnen schwindelig. Und die Durchblutung der Gebärmutter kann abnehmen. Zum Zweiten gleicht sich bei sehr langen und heißen Bädern Ihre Körpertemperatur der Wassertemperatur an. Besonders in der frühen Schwangerschaft, wenn sich die kindlichen Organe bilden, sind hohe Körpertemperaturen (39–40 Grad) aber unbedingt zu vermeiden.

* Sauna

Auf einen Blick
Wenn Sie wissen möchten, ob regelmäßige Saunabesuche in der Schwangerschaft gut bekömmlich sind, brauchen Sie sich nur an den Frauen in Finnland zu orientieren. Das Saunabaden hat eine jahrhundertlange Tradition in Finnland. 80–90 % der Frauen saunen dort während ihrer Schwangerschaft, was von ärztlicher Seite voll akzeptiert ist. Wenn Ihre Schwangerschaft ohne Komplikationen verläuft, können Sie zu jedem Zeitpunkt in der Schwangerschaft unbedenklich saunen.

Ihre Saunagänge sollten nicht länger als 10 Minuten dauern, auch wenn Sie ausgiebigeres Saunen gewohnt sind. Planen Sie außerdem längere Abkühlpausen. Die Aufheizung der Sauna muss hingegen für die Schwangerschaft nicht reduziert werden. Drastische Abkühlungen (kaltes Tauchbecken) sind zu vermeiden, da sie zu starken Kreislaufreaktionen führen können.

Beachten Sie einige Zusatzregeln in der Schwangerschaft.

Einen Gang runterschalten

- Wenn Sie wenig Erfahrung in der Sauna haben, testen Sie sehr vorsichtig, ob Sie die Sauna kreislaufmäßig gut vertragen.
- Verlassen Sie die Sauna, wenn Ihnen nicht mehr wohl ist.
- Wenn Sie im Liegen saunen, richten Sie sich vorsichtig und langsam auf.
- Achten Sie in öffentlichen Saunen sehr darauf, dass Sie auf Ihrem eigenen Badetuch liegen.
- Trinken Sie zum Ausgleich des Flüssigkeitsverlustes ausreichend Mineralwasser.

Freizeitaktivitäten und Sport

Mehr Hintergründe

Wer regelmäßiges Saunen gewohnt ist, braucht auf diese Gewohnheit in der Schwangerschaft nicht zu verzichten. Das »Großexperiment Finnland« mit den gewonnenen Erfahrungen zum Saunen während der Schwangerschaft hat viele Fakten geliefert: Die Körperkerntemperatur steigt beim vernünftigen Saunen (2, maximal 3 Saunagänge à 10 Minuten mit ausreichenden Pausen) auch bei Schwangeren nicht mehr als ca. 1 Grad an. Mutter und Kind steigern zwar in der Sauna ihre Herzfrequenz, sie bleibt aber im ganz normalen Rahmen. Dass der Saunaaufenthalt den Blutdruck leicht sinken lässt, wurde auch bei Schwangeren ohne Auswirkungen auf die kindliche Durchblutung beobachtet.

Die trockene Hitze in der Sauna führt dazu, dass der Saunainnenraum sehr arm an Keimen ist. In Finnland wurden früher Saunen aus diesem Grund auch zum Gebären benutzt (allerdings nicht bei voller Aufheizung). Benützen Sie aber vorsichtshalber in einer öffentlichen Sauna Ihr eigenes Handtuch und tragen Sie Badesandalen.

∗ Sonnen im Solarium

Auf einen Blick

Sie möchten auch in der Schwangerschaft auf eine frische Bräune nicht verzichten? Und auch die stimmungsaufhellende Wirkung von Sonne und Licht genießen? Sonnenbäder in Maßen dürfen Sie sich auch in der Schwangerschaft gönnen. Die intensiven Ultraviolett-(UV)-Strahlen sind für das Ungeborene kein Risiko. Sie werden bereits in den mütterlichen Hautschichten und Bauchdecken absorbiert und erreichen die Gebärmutter mit dem Ungeborenen gar nicht. Da in Solarien weder hohe Temperaturen noch eine hohe Luftfeuchtigkeit herrschen, müssen Sie auch deshalb nicht in Sorge sein.

Es könnte allerdings etwas unbequem werden: In der Spätschwangerschaft können die meisten Frauen kaum noch auf dem Bauch liegen. Und die Rückenlage vertragen viele werdende Mütter im letzten Schwangerschaftsdrittel nicht gut, weil es leicht zu Kreislaufproblemen kommt.

Tipp

Vorsicht Flecken

Besonders wenn Sie dunkelhaarig sind, riskieren Sie in der Schwangerschaft bei intensivem UV-Licht fleckige Pigmentierungen, vor allem im Gesicht. Und nicht nur für Schwangere gilt, dass intensive UV-Strahlung die Haut vorzeitig altern lässt. Denken Sie an die negativen Folgen für Ihre eigene Haut, auch wenn das Sonnen im Solarium – nach allem, was man weiß – dem Ungeborenen keinen Schaden zufügt.

Mehr Hintergründe

Der Vorteil des Sonnens in Solarien im Vergleich zur natürlichen Sonne ist die Bräunung in kurzer Zeit ohne Wärmebelastung durch selektive Anwendung der UV-A-Strahlen, den so genannten Bräunungsstrahlen. Man unterscheidet in Abhängigkeit von der Wellenlänge die UV-A-Strahlen von den kurzwelligeren UV-B- und UV-C-Strahlen, die Wärme oder den Sonnenbrand verursachen. Die Eindringtiefe in den Körper ist wellenlängenabhängig. 30–50 % der UV-A- und nur 10 % der UV-B-Strahlung dringen bis in die obersten Hautschichten. Daher werden die hohen Lichtintensitäten des Solariums von den mütterlichen Bauchdecken fast vollständig absorbiert. Eine Wirkung auf das Ungeborene müssen Sie nicht fürchten.

Freizeitaktivitäten und Sport

Dass Sie als dunkelhaarige Frau eine fleckige Pigmentierung anstelle einer gleichmäßigen Bräunung davontragen, liegt am hohen Hormonspiegel in der Schwangerschaft, der die zur Pigmentbildung fähigen Hautzellen stimuliert. Hautstellen an der Stirn, im Augen- und Mundbereich werden zur intensiveren Bräunung angeregt. Diese Schwangerschaftsflecken *(Chloasmen)* bilden sich nach der Schwangerschaft oft nicht zurück. Sie sind gut beraten, in der Schwangerschaft mit allzu intensiver Bräunung zurückhaltend zu sein.

In den letzten Wochen der Schwangerschaft gehören Sie vielleicht zu den vielen Frauen, die unter unangenehmen Beschwerden in der Rückenlage leiden. Die Erklärung für Herzrasen, Atemnot und Schweißausbruch ist relativ einfach: Die 7–8 kg schwere Gebärmutter drückt auf die Blutgefäße und behindert den Rückfluss des Blutes zum Herzen. Der Herzauswurf wird reduziert, was zu Kreislaufproblemen führt.

Normalerweise nehmen Sie instinktiv die Seitenlage ein, und die Beschwerden bessern sich sofort. Das ist in der typischen Sandwich-Position der Sonnenbanken leider kaum möglich.

∗ Sonnenbaden

Auf einen Blick
Auch in der Schwangerschaft dürfen Sie sich in die Sonne legen, aber wie bei vielen Aktivitäten gilt, dass Sie es in gemäßigter Form genießen sollten. Vermeiden Sie exzessiv lange Sonnenbäder bei großer Hitze und in den Mittagsstunden mit hoher UV-Belastung.

Denken Sie daran, dass Sie mit dem wachsenden Kind ohnehin einen kleinen Backofen in Ihrem Körper tragen, dessen Hitze Sie nach außen loswerden müssen. Das ist einer der Gründe, warum Häute und Schleimhäute in der Schwangerschaft besonders gut durchblutet sind. Zusätzliche Hitze von außen durch die Sonne kann Sie an die Grenzen Ihrer Fähigkeit zur Wärmeabgabe bringen. Schlimmstenfalls droht ein Hitzekollaps.

Besonders wenn Sie eine dunkelhaarige Frau sind, riskieren Sie in intensiver Sonne störende Pigmentflecken im Gesicht *(Chloasmen)* und die Dunkelfärbung der Warzenhöfe, vorhandener Leberflecke, der Schleimhäute im Intimbereich, der Achselhöhlen und der Mittellinie auf dem Bauch unter dem Nabel. Daran sind neben der Sonne die hohen Hormonspiegel in der Schwangerschaft schuld.

Ihrer Haut zuliebe
Legen Sie sich auch in der Schwangerschaft nicht ohne Sonnenschutz mit UV-Filter (15 und mehr) in die Sonne.

Freizeitaktivitäten und Sport

Mehr Hintergründe
Einen Hitzekollaps zu vermeiden, ist besonders wichtig in der Schwangerschaft, da bei jeder Kreislaufentgleisung körpereigene Schutzmechanismen zuerst Ihren Körper und nicht den des Kindes schützen. Das Kind wird weniger oder im schlimmsten Fall gar nicht durchblutet. In sehr heißer Sonne kann schon die starke Hautdurchblutungssteigerung Ihrer Haut für das Kind nachteilig sein. Experten sind sich allerdings einig, dass eine für das Kind gefährliche Erhöhung Ihrer Körperkerntemperatur nur in Kombination mit körperlicher Arbeit oder intensivem Sport geschehen kann. Sonnenbaden allein kann das nicht schaffen.

* Sport in der Höhe

Auf einen Blick
In der Höhe wird die Luft dünner und ärmer an Sauerstoff. Ihrem Körper verlangt das Anpassungen in der Atmung, im Kreislauf und u.a. in der Bildung von roten Blutkörperchen ab, damit mehr Sauerstoff transportiert werden kann. Diese Anpassungen erfordern Zeit, bei den roten Blutkörperchen z.B. 4–5 Tage. Weil Sie in der Schwangerschaft einen Ausgleich für sich und Ihr Kind zu bewältigen haben, muss Ihr Körper bereits in Ruhe eine große Anpassungsarbeit liefern. Eine sportliche Betätigung fordert zusätzlich Atmung und Kreislauf. Um Sauerstoffmangel bei Ihrem Kind zu vermeiden, halten Sie sich am sichersten an die folgenden Regeln.

Mehr Hintergründe
Der große Vorteil, Höhen ohne Zeitverlust und große Mühen mit Bergbahnen, Flugzeugen oder Helikoptern innerhalb von Minuten

Sport in der Höhe

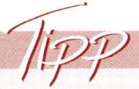

So klappt's in den Bergen

- Überschreiten Sie in den ersten 4–5 Tagen eine Höhe von 2500 m nicht. Auch in körperlicher Ruhe oder beim Wandern ohne Steigung.
- Gewöhnen Sie sich einige Tage an die Höhe, bevor Sie mit Ihrem Sport beginnen.
- Wenn Sie gleich nach Ankunft Sport treiben möchten, tun Sie das auf einer viel niedrigeren Höhe.
- Je intensiver Ihr Sport, umso niedriger die Höhe – auch nach der Phase der Anpassung.
- Seien Sie zurückhaltend mit Höhenaufenthalt und Sport in der Höhe, wenn einige Umstände (z.B. Blutarmut, Herz- oder Lungenerkrankungen, hoher Zigarettenkonsum oder Wachstumsrückstand bei Ihrem Kind) Ihre Schwangerschaft komplizieren.

oder wenigen Stunden zu überwinden, bringt den Nachteil, dass dem Körper keine Zeit bleibt, sich auf die notwendigen körperlichen Anpassungsvorgänge in der Höhe einzustellen. Eine der wirksamsten Anpassungsvorgänge neben der Steigerung der Atmung und der Herzaktion, die beide innerhalb von Minuten einsetzen, ist die Bildung neuer roter Blutkörperchen, die aber erst nach einigen wenigen Tagen beginnt. Richtigerweise werden aus diesem Grund Expeditionen in große Höhen (beginnend ab 3000 m) stufenweise vorgenommen.

Eine Schwangerschaft, in der in keiner Phase für das Kind Sauerstoffmangel auftreten darf, erfordert besonders bei gleichzeitiger körperlicher Belastung durch Sport oder Wandern mit Steigung besondere Vorsicht. Es gibt viele schöne Ski- und Wandergebiete um oder unter 2000 m. Diese sollten Sie zu Ihrer Sicherheit in der Schwangerschaft bevorzugen.

Freizeitaktivitäten und Sport

★ Sport – was tut mir gut?

Auf einen Blick

Sie dürfen sich mehr zumuten, als Sie meinen! Ihre Schwangerschaft muss kein Grund sein, mit dem gewohnten Sport aufzuhören. Im Gegenteil: Sport hat viele Vorteile in der Schwangerschaft. Bewegung hilft, dass Sie »kleine« Alltagsprobleme wie Rückenschmerzen, müde Beine, Abgeschlagenheit und Kurzatmigkeit besser wegstecken oder kaum empfinden. Regelmäßiger Sport kann sogar einen Schwangerschaftsdiabetes *(Zuckerkrankheit)* verhindern. Einige Sportarten sind während der Schwangerschaft besonders gut geeignet. Es handelt sich dabei vor allem um aerobe Sportarten – Sportarten, die große Muskelgruppen bewegen, ein geringes Sturzrisiko aufweisen und die Sie nicht völlig erschöpfen.

Auslaugende Ausdauersportarten, Sport bei Hitze oder bei hoher Luftfeuchtigkeit, in großer Höhe (ab 2500 m), Leistungssport, Sport unter Wettkampfbedingungen oder mit Sturz- und Verletzungsrisiko sollten Sie während der 9 Monate meiden.

Einige Schwangerschaftsprobleme wie z.B. Blutarmut, eine drohende Frühgeburt oder Blutungen, wenn Sie Zwillinge oder Drillinge erwarten oder eine starke Raucherin sind, erfordern allerdings Zurückhaltung.

Mehr Hintergründe

Über Sport in der Schwangerschaft ist viel diskutiert worden. Haben die Frauenärzte früher aus Sorge vor Verletzungen oder Überanstrengung generell Sport in der Schwangerschaft untersagt, wissen die heutigen modernen Ärzte, wie nachteilig eine solche Empfehlung für das Wohlbefinden, die Vermeidung einer über-

Sport – was tut mir gut?

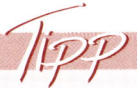

Nicht aus der Puste geraten

Frauenärzte empfehlen für die Zeit der Schwangerschaft, dass Ihre Herzfrequenz während der Sportausübung 130 Schläge/Minute nicht übersteigen sollte, um Überanstrengung zu vermeiden. Amerikanische Ärzte empfehlen sogar 140 Schläge/Minute als Grenze. Einfacher ist der Rat: Strengen Sie sich beim Sport niemals so an, dass gleichzeitiges Sprechen unmöglich wird *(Sprechtest)*.

mäßigen Gewichtszunahme, guten Schlaf, Fitness und ein höheres Selbstwertgefühl sein kann. Die Erfahrung von Millionen schwangeren Frauen hat gezeigt, dass geeignete Sportarten für die Schwangerschaft und das Kind nur Vorteile haben. Von den sechs Komponenten einer Sportart – Gehen, Rennen, Körperhaltung, Werfen, Springen und Stoßen – haben die für die Schwangerschaft geeigneten Sportarten das Gehen, Rennen oder Haltungskontrolle im Repertoire.

Eine gut begründete Sorge ist ein Verletzungsrisiko. Hierzu gehören auch die indirekten Folgen wie Röntgenaufnahmen oder notwendige Operationen und Medikamente nach einem Sturz oder Unfall. Vielleicht noch berechtigter ist die Sorge, dass der mütterliche Kreislauf es bei großer Sportintensität nicht schafft, die entstehende Körperwärme abzutransportieren und die arbeitenden Muskeln und das Kind mit Blut und Sauerstoff zu versorgen. Gerät die werdende Mutter an ihre Leistungsgrenzen, ist es leider so, dass die Blutzufuhr zum Kind gedrosselt wird. Die Muskeln und die Wärmeregulation bekommen den Vorzug. Dies ist der entscheidende Grund, warum in jeder (!) Schwangerschaftsphase körperliche Überanstrengung beim Sporttreiben unbedingt zu vermeiden ist.

Freizeitaktivitäten und Sport

∗ Sportarten – geeignete

Auf einen Blick
Die Vorteile geeigneter Sportarten für die Schwangerschaft sind nicht zu übersehen. Als besonders vorteilhaft haben sich solche herausgestellt, die rhythmischer Natur sind, große Muskelgruppen bewegen, aerob sind, wenig statische Aktivitäten haben und den Aufenthalt im Freien fördern. Im Besonderen sind dies:
- Wandern, Walking, Nordic Walking
- Laufen, Joggen
- gemäßigter Ski-Langlauf, Bergtouren (unter 2500 m Höhe)
- Radfahren
- Aquaaerobics, Aquajogging o.Ä., Schwimmen
- Gymnastik, Yoga
- Golfen
- Tanzen

Mehr Hintergründe
Die wichtigsten Voraussetzungen für Ihren Sport in der Schwangerschaft sind, dass Sie sich wohl fühlen, dass Ihre Schwangerschaft keine Komplikationen aufweist und dass Sie mit Spaß und Freude den Sport ausüben. Dann sind die oben aufgeführten Sportarten nicht nur erlaubt, sondern sehr zu empfehlen. Neben den subjektiven Argumenten, dass Sie sich mit Sport weniger schwerfällig fühlen, fit bleiben, besser schlafen und am Tag weniger müde sind, gibt es einige gut untersuchte medizinische Argumente. Wenn viele Muskelgruppen bewegt werden, ist Ihr Kreislauf »immer in Schwung«. Das fördert die Zunahme des Blutvolumens, was in Ruhe wieder dem Kind zugute kommt. Regelmäßiger Ausdauersport zählt zu der besten Vorbeugung der Zuckererkrankung *(Schwangerschaftsdiabetes oder Gestationsdiabetes)*. Sport programmiert Ihre Körperzellen zur verbesserten

Aufnahme des Zuckers nach Mahlzeiten. Sportarten, die in besonderer Weise die Beine bewegen und die Muskelpumpe aktivieren, können Ihnen helfen, Krampfadern zu vermeiden. Skandinavische Forscher haben mit objektiven Daten zeigen können, dass mütterliche körperliche Fitness die Geburt für das Kind weniger belastend macht. Übrigens, man hat beobachtet, dass viele trächtige Tiere ihre Aktivität nicht einschränken. Und noch ein Argument: Hausarbeit und andere Alltagsleistungen sind oft gleich anstrengend, machen aber in der Regel längst nicht so viel Freude.

∗ Sportarten – unpassende

Auf einen Blick
Einige Sportarten sind tabu, während der gesamten Schwangerschaft. Dies zu wissen, ist für Sie besonders wichtig in der Frühschwangerschaft, wenn Sie Ihren Körper noch gar nicht schwanger spüren. Überschätzen Sie Ihre Fähigkeiten nicht! In der späten Schwangerschaft weist Sie Ihre Körperfülle und zunehmende Schwerfälligkeit oft natürlich in Ihre Schranken, so dass Sie sich vor großer Überlastung oder riskanten Aktivitäten selbst schützen.

Meiden Sie folgende Sportarten und -aktivitäten:
- Sport unter Wettkampf- und Höchstleistungsbedingungen
- Mannschafts- und Kontaktsportarten
- Sport über 2500 m Höhe
- Sturzträchtige Sportarten wie Ski alpin, Wasserski, Eislauf o.Ä.
- anaerobe Aktivitäten, z.B. Sprints, Sport mit Heben und Pressen
- Marathon und andere erschöpfende Ausdauersportarten

Freizeitaktivitäten und Sport

- riskante Sportarten, Hochsprung, Bungee-Jumping oder Gleitschirmfliegen
- Tauchen

Mehr Hintergründe
Was sind die besonderen Risiken durch spezifische Sportarten kombiniert mit den Besonderheiten der körperlichen Veränderungen in der Schwangerschaft?

Risiko:	theoretisch möglich durch:
Mütterlicher Unfall, Verletzungen	Gewichtszunahme, Lockerung der Gelenkverbindungen, Schwerpunktverlagerung
Vorzeitige Wehen, Fehl- und Frühgeburt	Stresshormon *(Noradrenalin)* Anstiege beim Sport
Kindliche Missbildungen	hohe mütterliche Körperkerntemperatur (über 40 Grad) bei intensivem Sport in der Frühschwangerschaft
Kindlicher Sauerstoffmangel, Wachstumsrückstand	Abnahme der Durchblutung der Gebärmutter, Ablösung der Plazenta
Mütterliche (und kindliche) Unterzuckerung *(Hypoglykämie)*	Energiebedarf für die Sportausübung

Es versteht sich, dass diese Risiken nicht für jede Frau gleich groß sind. Die Vertrautheit mit einer Sportart, Nahrungs- und Flüssigkeitszufuhr und der Trainingszustand sind sehr entscheidende Faktoren. Rosi Mittermaier, mehrfache Weltcupsiegerin im Ski alpin, hat sich nach eigenen Aussagen in ihren Schwangerschaften »auf den Skiern sicherer als zu Fuß in Eis und Schnee« gefühlt.

✶ Aerobic

Auf einen Blick
Aerobic ist ein effektives Ganzkörpertrainigungs-Programm, das – wie der Name sagt – im aeroben Bereich durchgeführt wird. Die Energiegewinnung für die Muskelarbeit muss immer mit ausreichend Sauerstoff erfolgen. Halten Sie Ihre Herzfrequenz niedrig, wird keine Milchsäure in den Muskeln gebildet, und eine Übersäuerung des Körpers findet nicht statt.

Somit sind Sie mit Aerobic auf der sicheren Seite. Das Trainingsprogramm, das die Förderung der Fitness, Ausdauer, Kraft, Flexibilität und Koordination mit Musik unterstützt, eignet sich sehr gut für werdende Mütter. Erschöpfende Überanstrengungen und ruckartige Bewegungen kommen beim Aerobictraining in aller Regel nicht vor.

Tipp

Puls kontrollieren
Bei einem etwa einstündigen Training liegt Ihre Herzfrequenz idealerweise um 120–130 Schläge pro Minute. Dann hat es positive Auswirkungen auf Ihre Fitness und schadet dem Kind nicht.

Mehr Hintergründe
Der Name für diese Trainingsprogramme stammt von *aerob*. Sportmedizinische Untersuchungen mit Bestimmung der Milchsäure-Spiegel haben gezeigt, dass viele der in den Fitness-Studios angebotenen Kurse, wie sie in den 80er Jahren mit Jane Fonda in den USA und Sydney Rome in Europa als Gallionsfiguren Verbreitung fanden, diesen Namen nicht verdienen. Das ist sicher der

Freizeitaktivitäten und Sport

Grund, warum einige von Aerobic in der Schwangerschaft abraten. In der Schwangerschaft kommen nur so genannte Low-Impact-Übungen infrage. Übungen mit tänzerischen und Gymnastikelementen sind vorzuziehen vor Kraftübungen, Springen, Stufensteigen und Aktivitäten, die Valsalva-Manöver *(Pressen mit geschlossenen Stimmritzen)* erfordern.

★ Jogging

Auf einen Blick

Wenn Sie bereits regelmäßig joggen, d.h. mit dieser Ausdauersportart sehr vertraut sind, gibt es wenig Gründe für Sie, das Joggen in der Schwangerschaft aufzugeben.

Laufen tut gut

Joggen Sie aber möglichst auf weichem Untergrund (z.B. auf Waldwegen), mit sehr gutem Schuhwerk, einem Sport-BH und natürlich nicht in einem Tempo, das Sie kurzatmig werden lässt. Gleichzeitiges Sprechen muss jederzeit möglich sein, sonst ist das Tempo zu hoch.

Ausdauersportarten sind ideal für die Erhaltung der Fitness in der Schwangerschaft und bei Geburt.

Sie sollten allerdings nicht erst in der Schwangerschaft mit dem Joggen beginnen. Es gibt geeignetere Ausdauersportarten wie das Aquajogging, Nordic Walking oder Schwimmen. Bei diesen Sportarten werden Ihre Gelenke nicht in gleicher Weise wie beim Joggen an Land belastet.

Mehr Hintergründe
Der eigentliche Jogging-Boom hat in den USA begonnen und auch nicht bei der Schwangerschaft Halt gemacht. Die Auswirkungen von Jogging auf Mutter und Kind sind daher in den USA in vielen Studien untersucht worden, durchweg mit sehr positiven Ergebnissen. Jogging gehört in den USA zu den sehr empfehlenswerten Sportarten für Schwangere.

Erst, wenn dieser Sport mit großem Tempo mehrmals pro Woche durchgeführt und wenn der große Energieverbrauch nicht durch ausreichende Nahrungszufuhr kompensiert wurde, zeigten sich nachteilige Auswirkungen auf das Wachstum des Kindes. Bei sehr intensiv joggenden Müttern wogen die Neugeborenen mehrere 100 g weniger bei Geburt.

★ Leistungssport

Auf einen Blick
Leistungssport und Schwangerschaft passen in keiner Phase der Schwangerschaft gut zusammen, zumindest nicht die Sportausübung in der Form, wie sie Profisportler mit maximalem Körpereinsatz gewohnt sind. Sie wissen als Leistungssportlerin, dass Ihr Training eine Art Konditionierung für Ihre Herztätigkeit, Kreislauf und Atmung bedeutet, während des Wettkampfes so viel Sauerstoff wie möglich in die arbeitende Muskulatur zu bringen. In an-

deren Bereichen des Körpers, die für die sportliche Leistung im Moment unbedeutend sind – z.B. der Verdauungsbereich im Magen und Darm –, wird die Blutzufuhr maximal gedrosselt und auf Sparschaltung gesetzt. Genauso verhält es sich mit dem Ungeborenen in der Gebärmutter, weil hier von Anfang an viel Blut fließt und somit »viel Blut für die Muskeln zu holen ist«. Sie riskieren Sauerstoffmangel mit sehr nachteiligen Folgen für das wachsende Kind. Verzichten Sie daher auf Leistungssport in der Schwangerschaft.

Mehr Hintergründe

Als Leistungssportlerin wird es Ihnen sehr schwer fallen, die Gewohnheit Ihres häufigen intensiven Trainings zugunsten des Kindes aufzugeben. Das wird Ihnen besonders in der frühen Schwangerschaft so gehen, wenn Sie noch gar nicht zugenommen haben und Sie sich sehr wohl und vielleicht sogar leistungsfähiger als vor der Schwangerschaft fühlen. Bemühen Sie sich trotzdem in jedem Fall Trainingspensum und Trainingsintensität zu reduzieren und sagen Sie alle Wettkämpfe ab, sobald Sie Ihre Schwangerschaft planen oder von Ihrer Schwangerschaft wissen. Lassen Sie sich nicht von Berichten über Sportlerinnen und Olympiateilnehmerinnen verführen, die von der guten Vereinbarkeit von Schwangerschaft und Spitzenleistung sprechen. Es mag im einen oder anderen Fall gut ausgehen – eine Gewähr gibt es dafür aber nicht. Studien zeigen, dass Frauen, die in der ganzen Schwangerschaft intensiven Sport treiben, untergewichtige Kinder zur Welt bringen. Denken Sie an den schönen Slogan der früheren Aktion Sorgenkind, die damit zum Zigaretten- und Alkoholverzicht aufforderte: »Sie können auf alles verzichten, nur nicht auf ein gesundes Kind.

»Trösten« Sie sich damit, dass die Schwangerschaft selbst bereits ohne zusätzliche sportliche Aktivität ein 24-Stunden-Ausdauertraining darstellt, so sehr werden Kreislauf, Atmung oder sogar jede Körperzelle gefordert. Viele Höchstleistungssportlerinnen haben *nach* der Schwangerschaft persönliche Bestzeiten oder Höchstleistungen erlebt.

* Marathon

Auf einen Blick
Beim Marathon, dem Inbegriff der Ausdauerleistung mit Überwindung der körperlichen und psychischen Grenzen eines Menschen, wird alles in den Dienst der Muskeldurchblutung und der Thermoregulation gestellt. Besonders bei ungünstigen Witterungsbedingungen – bei Wärme und hoher Luftfeuchtigkeit – steigt bei dieser mehrstündigen Maximalleistung die Körperkerntemperatur oftmals auf 40 Grad. In der Frühschwangerschaft können dadurch Fehlbildungen des Kindes entstehen. Sauerstoffmangel ist ein weiteres großes Risiko, wenn die Gebärmutter nicht genügend durchblutet wird und die sportliche Leistung anaerob erfolgt. Wenn der Marathon für Sie bisher ein bedeutender Lebensinhalt mit vielen Trainingsstunden gewesen ist, wird es Ihnen schwer fallen von diesem Ziel Abstand zu nehmen. Das sollten Sie aber unbedingt, denn der Marathon ist ein Risiko für die normale Entwicklung Ihres Kindes.

Mehr Hintergründe
Hohe Körperkerntemperaturen (39 Grad und mehr) durch Fieber oder körperliche Höchstleistungen zählen in der Frühschwangerschaft zu den *Teratogenen (eine Substanz oder ein Umstand, die beim Kind eine Missbildung verursachen kann).* Solch hohe Tempe-

raturen sind bei Marathonläufern beobachtet worden und unbedingt in den ersten 12 Wochen der Schwangerschaft, während die kindlichen Organe angelegt werden, zu vermeiden.

Während der extremen Anstrengung ist das Ungeborene durch eine ungünstige Verteilung des Blutes, hin zu den arbeitenden Muskeln und weg von der Gebärmutter, gefährdet. Sauerstoffmangel mit all seinen möglichen Folgen für die ungestörte körperliche und geistige Entwicklung des Kindes droht. Da es bei extremen Ausdauerleistungen kaum gelingt, die Muskelenergie mit Hilfe des vorhandenen Sauerstoffs zu leisten, erfolgt die Energiegewinnung anaerob *(ohne Sauerstoff)*. Dabei entstehen Milchsäure *(Laktat)* und eine sehr nachteilige Übersäuerung des Organismus. Milchsäure gelangt sehr einfach durch die Plazenta und übersäuert auch das Ungeborene.

✷ Radfahren

Auf einen Blick

Beim Radfahren können Sie ganz sicher sein: Es gehört wie das Schwimmen zu den optimalen Sportarten während der gesamten Schwangerschaft. Das zunehmende Körpergewicht belastet nicht die Knochen und Gelenke, große Muskelgruppen werden bewegt und die Körperbeherrschung gefördert. Die regelmäßigen Tretbewegungen der Beine sind eine ideale Vorbeugung vor Blutstau und Entzündung in den Beinvenen. Der Fahrtwind kühlt und vermeidet einen Wärmestau. Für die späte Schwangerschaft und den immer größer werdenden Bauch empfiehlt sich ein Heimtrainer, um die Sturzgefahr klein zu halten. Denken Sie aber auch beim

Radfahren wie bei anderen Sportarten daran, dass Sie sich nie so verausgaben dürfen, dass gleichzeitiges Sprechen nicht mehr möglich ist.

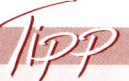

Radfahren – lieber im Grünen

- Vermeiden Sie in der Schwangerschaft das Bergauffahren (mögliche Überanstrengung) und das Bergabfahren (größere Sturzgefahr).
- Fahren Sie nicht im dichten Straßenverkehr (notwendiges Einatmen der Abgase, Unfallrisiken durch Balanceprobleme), sondern ziehen Sie möglichst Radwege im Grünen vor.
- Fahren in der Schwangerschaft möglichst auf einem Damenfahrrad.
- Vermeiden Sie Radtouren in der Höhe (über 2000 m).

Mehr Hintergründe

Das Bild einer hochschwangeren Frau auf einem Fahrrad wurde in den 60er Jahren, als man begann »alte Hüte über Bord zu werfen«, zum Sinnbild der eigenbestimmten und von Zwängen befreiten Frau. Die Ärzte akzeptierten immer mehr die Wünsche und Vorstellungen der Frauen vom Umgang mit ihrer Schwangerschaft. Warum sollte in einer komplikationslos verlaufenden Schwangerschaft der gewohnte Sport nicht mit Spaß ausgeübt werden? Übervorsichtiges In-Watte-packen, wenn ein Baby unterwegs ist, erkannte man sogar als Nachteil, weil dosiert ausgeübter Sport hilft, vielen Schwangerschaftsbeschwerden vorzubeugen.

Aus medizinischer Sicht hat Radfahren unschätzbare Vorteile für die Beinvenenentleerung. Einige schwangerschaftstypische Veränderungen wie die hormonell bedingte Weitstellung der Venen, die große Zunahme des Blutvolumens und die höhere Gerinnbar-

Freizeitaktivitäten und Sport

keit des Blutes zählen zu den Risiken für Versacken, Stauen und Entzünden des Blutes in den Beinen. Muskeln in den Beinen treiben das Blut wie eine Pumpe zurück zum Herz und werden daher zu Recht als Muskelpumpe bezeichnet.

* Reiten

Auf einen Blick

Sie werden sicher nicht ohne Erfahrung auf die Idee kommen, sich in der Schwangerschaft zum ersten Mal auf ein Pferd zu setzen. Die Beratung betrifft daher wahrscheinlich nur passionierte Reiterinnen: Wenn Sie also mit dem Pferd sehr vertraut sind, ein ruhiges Tier haben, nicht springen oder nicht extrem sportlich reiten und Ihr Pferd in der späteren Schwangerschaft eine Aufstiegshilfe akzeptiert, können Sie sich durchaus für das Reiten entscheiden. Grenzen gibt es sicher in den letzten Wochen der Schwangerschaft.

TIPP

Reitmontur anpassen

Relativ neu sind Reithosen für Schwangere, die es in Versandhäusern für Pferdesport gibt. Sie können aber auch zum Schneider gehen und in eine Ihrer Reithosen vorne einen großen dehnbaren Keil einnähen lassen. Achten Sie darauf, dass Ihre Reitstiefel nicht zu knapp sitzen, weil Ihre Füße anschwellen können.

Mehr Hintergründe

Bei der Beratung zum Reitsport in der Schwangerschaft scheiden sich die Geister. Lehnten Frauenärzte noch vor Jahren diesen Sport kategorisch ab, urteilt eine moderne Ärztegeneration heute teils schon viel toleranter. Es fehlen medizinische Untersuchungen und nur die meist sehr guten Erfahrungen von reitenden Schwangeren können helfen, die Risiken einzuschätzen. Frauenärzte, die Reiterinnen in der Schwangerschaft betreuen, sehen keine Nachteile für den Ablauf der Geburt. Die Angst vor einem zu kräftigen Beckenboden durch das Reiten hat sich sogar ins Gegenteil verkehrt. Mit starken Beckenbodenmuskeln sind Sie bei der Geburt sogar im Vorteil. Und man weiß heute durch die Erfahrung reitender Frauen in der Schwangerschaft, dass die Reitbewegungen an sich kein Risiko sind. Die Reiterinnen selbst haben festgestellt, dass ihnen in der Schwangerschaft das Reiten im Gelände im rollenden Galopp besser bekommt als im ruckartigen Trab. Die Sorge, dass Sie vom Pferd herunterfallen können, ist natürlich berechtigt. Das Sturzrisiko hängt sehr von der Erfahrung und von der Harmonie zwischen Reiterin und Pferd ab.

*Schwangerschaftsgymnastik

Auf einen Blick
Schwangerschaftsgymnastik ist mehr als nur ein Sport für Sie als werdende Mutter. In Geburtsvorbereitungskursen, die Sie auch gemeinsam mit Ihrem Partner besuchen können, lernen Sie Entspannungs- und Atemtechniken sowie die Stärkung und Lockerung der Muskulatur und informieren sich über die Geburt. Die Übungen zur Entlastung des Rückens, zur Entspannung der Hüftgelenke, für Bein- und Bauchmuskeln, den Beckenboden und zur Verbesserung des Blutabflusses aus den Beinen sind in diesen Kursen auf Ihre körperlichen Möglichkeiten abgestellt und wirk-

Freizeitaktivitäten und Sport

lich sehr zu empfehlen. Da keine Geräte gebraucht werden, sind alle Übungen sehr leicht auch zu Hause durchzuführen. Mit einem Kissen und einer Decke können Sie viele der Übungen auch in einer Pause am Arbeitsplatz durchführen.

> **TIPP**
>
> **Fit für die Geburt**
>
> Nehmen Sie sich die Zeit für die Teilnahme an den für Schwangere angebotenen Gymnastikkursen. Sie werden vertrauter mit Ihrem Körper und können sich die Erfahrung der Kursleiterinnen für die Vorbereitung auf die Geburt nutzen. Die Fähigkeit zur Konzentration auf die Atmung hilft bei Geburt sehr, mit den Wehenschmerzen gut umzugehen. Sie will aber erlernt werden.

Mehr Hintergründe

Die Vorteile der Schwangerschaftsgymnastik liegen auf der Hand und sind auch in zahlreichen Untersuchungen bestätigt worden. Wer fit ist, wer informiert ist, wer weniger Angst hat, hat es bei Geburt leichter, und die Geburt ist leichter. Dass Schwangerschaftsgymnastik zur mehr Nabelschnurumschlingungen führt, ist in einer Untersuchung widerlegt worden – gehört also ins Reich der Märchen!

* Schwimmen

Auf einen Blick

Schwimmen gehört wie andere aerobe Sportarten im Wasser oder wie das Radfahren zu den nahezu idealen sportlichen Betätigungen in der Schwangerschaft. Wenn Sie Gelegenheit haben, diesen Sport mehrmals in der Woche für 30–40 Minuten bei mäßig-intensiver Belastung auszuüben, können Sie nichts Besseres für den Erhalt Ihrer Fitness in der Schwangerschaft tun. Stürze oder Zusammenstöße mit anderen Personen müssen Sie nicht fürchten. Sie geraten nicht ins Schwitzen, auch wenn Sie sich intensiv bewegen. Die Bewegung großer Muskelgruppen beim Schwimmen erleichtert die Blutzirkulation und entstaut Ihre müden und geschwollenen Füße. Und: Sie können den Sport gemeinsam mit Ihrer Familie ausüben.

Regeln für Badenixen

- Wechseln Sie mit Brust- und Rückenschwimmen ab. Das Rückenschwimmen entlastet Ihre Wirbelsäule.
- Schwimmen Sie nie mit leerem oder vollem Magen.
- Gehen Sie nie überhitzt ins Wasser.
- Schwimmen Sie nicht in trüben und nicht-Öffentlichen Seen.
- Schwimmen Sie nur in beaufsichtigten Gewässern.
- Bleiben Sie nur kurz in sehr kalten Gewässern (unter 17 Grad).

Mehr Hintergründe

Da Frauenärzte sehr häufig und schon sehr lange das Schwimmen in der Schwangerschaft empfehlen, gibt es relativ viele und gute Untersuchungen über die Auswirkungen regelmäßigen Schwimmens in der Schwangerschaft. Es sind fast keine Negativberichte bekannt, wenn die Wassertemperaturen nicht zu niedrig (unter 17 Grad) oder zu hoch (über 30 Grad) lagen. Wegen der guten Kühlung im Wasser wird der Kreislauf auch beim schnellen Schwimmen kaum gefordert. Im Wasser steigt die Herzfrequenz also viel langsamer an als bei vergleichbaren körperlichen Belastungen an Land. Studien aus Skandinavien haben gezeigt, dass regelmäßig

Freizeitaktivitäten und Sport

schwimmende Frauen sogar das Ungeborene mittrainieren – seine Herzfrequenz sinkt allmählich wie bei einem trainierten Sportler. Laut diesen Studien haben Mutter und Kind messbare Vorteile bei Alltagsbelastungen in der Schwangerschaft und für den Stress der Geburt, da Atmung und Kreislauf gut trainiert und belastbar sind.

*Segelfliegen

Auf einen Blick

Wie auch beim Reiten werden Sie sich auch nur als passionierte Segelfliegerin damit auseinander setzen, ob Sie diesen Sport in Ihrer Schwangerschaft weiterführen. Sie wissen dann selbst am besten, welche Freuden und Faszination, aber auch welche Belastungen für eine schwangere Frau das Segelfliegen hat.

Selbst wenn Ihnen jemand das Aufrüsten des Segelfliegers abnimmt, eingezwängt und unbeweglich zu sitzen (oder liegen) im engen Cockpit – evtl. über Stunden – belastet doppelt in der Schwangerschaft. Raue Schläge durch ruppige Thermik oder beim Ausrollen mit schlecht gefederten Rädern auf dem Acker sind Ihrem Körper ebenfalls nicht zumutbar. Höhen über 3000 m ohne zusätzlichen Sauerstoff sind ein Risiko für das Ungeborene, bei Motorseglern müssen Sie den Motorenlärm für das Ungeborene fürchten. Verzichten Sie daher besser auf das Segelfliegen in der Schwangerschaft.

Mehr Hintergründe

Zum Segelfliegen gibt es bislang noch keine wissenschaftlichen Untersuchungen. Aber die Umstände beim Segelfliegen lassen aus

Vorsicht von dieser Sportart abraten. Es gibt einen Erfahrungsbericht einer Frau, die in ihren drei Schwangerschaften geflogen ist, auch über 3000 m und ohne Sauerstoff. Alles verlief ohne Komplikationen. Die Kinder sind gesund. Das zeigt allerdings nur, wie fit und belastbar einzelne Schwangere sind, nicht aber, dass solch gute Erfahrungen die Regel darstellen.

* Ski alpin

Auf einen Blick

Ski alpin gehört zu den sturzträchtigen Sportarten. Wie bei anderen Sportarten sind also nicht die besonderen Bewegungsabläufe – bei der Abfahrt oder beim Slalom – riskant für den Schwangerschaftsverlauf, sondern ein Sturz.

Wenn Sie eine routinierte Skiläuferin sind und sicher auf den Skiern stehen, können Sie durchaus in der ersten Schwangerschaftshälfte Ski laufen, jedoch nicht höher als 2500 m. Mit zunehmendem Gewicht und Bauchumfang leidet zwangsläufig Ihre Fähigkeit, die Skibretter zu beherrschen. Denken Sie auch daran, dass bei vollen Pisten auch Gefahr von anderen Skiläufern oder rasanten Snowboardern droht, die in Sie hineinfahren können.

Mehr Hintergründe

In den USA wurden in einer Untersuchung vier Frauenärzte zu Ihrer Meinung zu Ski alpin gefragt. Es gab vier verschiedene Antworten, die von kategorischer Ablehnung bis zu »Kein Problem, solange Sie Ihre Schuhe selbst zubinden können« reichten. Diese Uneinigkeit ärztlicherseits zeigt auch die Unsicherheit, wie sie bei

Freizeitaktivitäten und Sport

der Beratung für alle Aktivitäten typisch ist, wenn besonders der *Unfall* oder der *Zwischenfall* das eigentliche Risiko sind. Zu sehr ist auch die Vertrautheit mit dem Sport ausschlaggebend. Im ersten Schwangerschaftsdrittel sind sogar Stürze in gewisser Weise tolerierbar, da die Fruchtanlage im knöchernen Becken der Frau und mit relativ viel Fruchtwasser sehr gut geschützt ist.

★ Ski-Langlauf

Auf einen Blick

Ski-Langlauf, ideal auf gespurten Loipen und ohne große Steigungen, ist ein sehr geeignetes Ausdauertraining in Ihrer gesamten Schwangerschaft. Da Sie Arme und Beine kontinuierlich bewegen, werden viele Muskeln gleichzeitig beansprucht. Sie können Dauer und Geschwindigkeit dosieren und dem Fortschritt der Schwangerschaft anpassen. Wenn Sie mit dem Sport vertraut sind, ist das Sturzrisiko gering.

Achtung Gelenke!

Atmung, Herz und Kreislauf werden umso weniger belastet, je niedriger die Berge sind, in denen Sie Ski laufen. Bei mäßig intensivem Sport liegt eine sichere Grenze bei etwa 2000 m Höhe. Bleiben Sie auch beim Ski-Langlauf deutlich unter Ihrer Belastungsgrenze. Gleichzeitiges Sprechen muss jederzeit möglich sein. Da in der Schwangerschaft hormonell bedingt alle Gelenk-Verbindungen zu einer gewissen Lockerung neigen, sollten Sie sehr gut sitzende, die Fußgelenke stützende Skischuhe tragen.

Mehr Hintergründe

Für Winterferien in den Bergen ist der Ski-Langlauf neben dem Wandern oder Walking am besten geeignet. Er ist ein Ganzkörpersport mit vielen Vorteilen für Ihre Körperbeherrschung. Langlauf hält fit und steigert Ihr Wohlbefinden. Während Ihre Familie sich hoch oben auf den Pisten tummelt, können Sie den für Sie und das Kind sicheren und geeigneteren Sport auf der Loipe genießen.

✶ Tanzen

Auf einen Blick

Warum nicht tanzen, wenn Sie dazu Lust verspüren? Es muss ja nicht unbedingt so wild sein, dass Ihnen die Puste ausgeht. Professioneller Tanzsport oder Ballett haben naturgemäß ihre Grenzen in der fortgeschrittenen Schwangerschaft, aber Gesellschaftstanz ist zu jedem Zeitpunkt der Schwangerschaft möglich.

> **TIPP**
>
> **Lassen Sie sich führen**
>
> Lassen Sie sich von Ihrem Partner fest führen, aber bestimmen Sie das Tempo.

Mehr Hintergründe

Italienische Kinderärzte haben kürzlich erst untersucht, ob relativ intensives, regelmäßiges Tanzen während der Schwangerschaft einen Einfluss auf die Kinder hatte. Man hat diese Kinder verglichen mit Gleichaltrigen, deren Mütter in der Schwangerschaft nicht getanzt haben. Die lustigen Ergebnisse dieser Studie: Um die Tanz-Kinder im ersten Lebensjahr zum Schlafen zu bringen, mussten sie mehr als die Vergleichskinder beim Einschlafen geschaukelt werden, und es wird vermutet, dass dies durch die vorgeburtlichen mütterlichen Bewegungen getriggert wurde. Auch spielten Kinder häufiger ein Musikinstrument, wenn ihre Mütter in der Schwangerschaft getanzt hatten. Bekanntlich können Ungeborene bereits hören – vielleicht ein Beweis für eine vorgeburtliche Prägung?

* Tauchen

Auf einen Blick
Wenn Tauchen (mit Sauerstoffgerät) zu Ihren Hobbys gehört, sollten Sie vorsichtshalber in der Schwangerschaft auf diesen Sport verzichten. Besonders im ersten Schwangerschaftsdrittel scheint ein Risiko für die ungestörte Entwicklung des Kindes zu bestehen. Fachleute sind sich zwar nicht einig, ob bereits der normale Tauchvorgang zu einem Schaden führen kann oder nur der Tauchzwischenfall *(Dekompressionskrankheit)* zu fürchten ist. Der kindliche Kreislauf – anders als im späteren Leben nach der Geburt – besitzt an mehreren Stellen eine offene Verbindung *(Shunt)* zwischen dem venösen und arteriellen Gefäßsystem. So können theoretisch beim Auftauchen Gasblasen durch diese Verbindungen auf die arterielle Seite beim Kind geraten und zur Verstopfung ganzer Gefäßgebiete führen. Gefahr kann dem Ungeborenen auch durch eine Unterkühlung oder durch die Behandlung eines Tauchzwischenfalles drohen.

Mehr Hintergründe

Als erfahrene Sporttaucherin wissen Sie, dass mit zunehmender Wassertiefe der Druck im Körper und Gefäßsystem steigt. Stickstoff aus dem Blut bzw. das Helium aus dem Atemgemisch des Tauchapparates löst sich physikalisch unter diesen hohen Drucken im Gewebe, vor allen Dingen im Fettgewebe. Beim langsamen Auftauchen, d.h. bei der dann eintretenden Abnahme des Drucks, wird es wieder ins Blut zurückgegeben. Zu rasches Auftauchen führt zu größeren Gasblasen und kann Gewebeschäden verursachen. Nach neueren Untersuchungen mit Ultraschall finden sich auch beim korrekten Auftauchen feinste Gasblasen im Blutkreislauf, die beim Erwachsenen folgenlos in den kleinsten Lungengefäßen abgefangen werden.

Hat man früher für das Ungeborene nur den Tauchzwischenfall gefürchtet, gehen einige Fachleute heute davon aus, dass bereits diese ganz feinen Gasblasen für das Kind gefährlich sein könnten. Das könnte eine der Erklärungen für eine alarmierend hohe Missbildungsrate sein, die man bei Kindern von Taucherinnen in der Frühschwangerschaft beobachtet hat. Der Richtigkeit dieser Beobachtungen ist allerdings auch widersprochen worden. Systematische Untersuchungen kann es natürlich dazu in der Schwangerschaft nicht geben. Es folgt, dass vorsichtshalber vom Sporttauchen in der Schwangerschaft abgeraten werden muss.

Freizeitaktivitäten und Sport

★ Training im Fitness-Studio

Auf einen Blick
Obwohl kräftige Muskeln Ihrem schwerer werdenden Körper mit seinem veränderten Schwerpunkt sicher sehr viel nützen und Sie auch bei der Geburt beim Pressen trainierte Muskeln sehr gut gebrauchen können, sind Frauenärzte und Sportmediziner zurückhaltend mit der Empfehlung zu dieser Sportart. Das Heben freier Gewichte oder auf Maschinen erfordert starkes Pressen *(Valsalva-Manöver),* was für die Blutzirkulation und den Druckanstieg in Ihrem Bauch sehr nachteilig sein kann.

In jedem Fall ist es nicht ratsam, wenn Sie *in* der Schwangerschaft mit diesem Sport beginnen. Sind Sie eine erfahrene Bodybuilderin, reduzieren Sie vorsorglich die Intensität und bevorzugen Sie die Muskeln der oberen Körperhälfte bei den Kraftübungen. Achten Sie besonders auf Alarmsignale Ihres Körpers wie Rückenschmerzen oder Ziehen im Unterleib, wenn Ihnen das Gewichtstraining nicht bekommt.

Das gilt auch für alle anderen Geräte im Fitness-Studio. Vermeiden Sie zu intensive Kraftakte, Übungen in Bauch- und Rückenlage, Übungen, die die Bauchmuskulatur gezielt stärken sollen, sprung- und ruckartige Bewegungen. Bei den Cardio-Trainern sollte die oberste Grenze der Herzfrequenz bei 140 Schlägen pro Minute liegen.

Mehr Hintergründe
Bei vielen Sportarten ist sehr sorgfältig untersucht worden, ob sie für Mutter und Kind geeignet sind. Dabei ist sehr häufig festgestellt worden, dass sie sogar viele Vorteile für Schwangerschaft und Geburt mit sich bringen. Beim Gewichtstraining existieren

solche Studien nicht. Alle Empfehlungen basieren auf Ansichten. So erstaunt es nicht, dass in einer sportmedizinischen Diskussion zum Thema Gewichtstraining in der Schwangerschaft in den USA die Ansichten von Ablehnung bis relativ uneingeschränkter Empfehlung reichen. Man konnte sich allerdings einigen, dass die Schwangerschaft kein Zeitpunkt ist, ein sehr anstrengendes Trainingsprogramm zu beginnen.

✶ Walking, Nordic Walking

Auf einen Blick
Diese beiden sehr ähnlichen Sportarten, die in letzter Zeit sehr populär geworden sind, eignen sich wunderbar dafür, auch in der Schwangerschaft fit zu bleiben. Wenn Sie nicht an Ihre Belastungsgrenze kommen, sind es sehr sanfte Sportarten. Der große Vorteil gegenüber dem Joggen ist, dass beim Walken immer ein Fuß auf dem Boden bleibt. Ihre Gelenke müssen also nie Ihr volles Körpergewicht tragen.

Mehr Hintergründe
Walking und Nordic Walking sind sehr gelenkschonende und ideale Ausdauersportarten für die Schwangerschaft. Wenn Sie mit niedriger Herzfrequenz walken – unterhalb der möglichen Dauerbelastung –, können Sie problemlos täglich 45 Minuten trainieren und bleiben fit. Die Herzfrequenz sollte in der Größenordnung von 60 % der Maximalfrequenz liegen: etwa 120 Schläge pro Minute.

Freizeitaktivitäten und Sport

Sauerstoffdusche für Ihren Körper

Beim Walking kraftvoll die Arme mitzuschwingen oder beim Nordic Walking die Stöcke zu gebrauchen, beansprucht nahezu 90 % Ihrer Muskeln. Und das bewusste Mitschwingen der Stöcke lässt Sie aufrecht gehen und entlastet Ihren Rücken.

- Sie können ab der Haustür walken. Ein weicher Untergrund (z.B. Waldboden) eignet sich aber besser in der Schwangerschaft.
- Achten Sie auf gutes federndes Schuhwerk und legen Sie sich einen Sport-BH zu.
- Tragen Sie mehrere dünne und atmungsaktive Kleiderstücke übereinander, aus denen Sie sich leicht auspellen können, wenn es zu warm wird.
- Kontrollieren Sie Ihren Puls am besten mit einer Pulsuhr – ideal sind 120 Herzschläge pro Minute.

Nordic Walking hat seine Wurzeln im Ski-Langlauf – auch Nordic Ski genannt – und findet daher von Ski-Langläufern im Sommertraining Anwendung. Der Sport eignet sich vorzüglich als Gruppensport. Vielleicht können Sie es schaffen, ihn mit einigen Schwangeren gemeinsam auszuüben?

* Wandern

Auf einen Blick

Nichts spricht gegen Wandern in der Schwangerschaft, wenn Sie daran Freude haben. Lassen Sie aber jemand anderen den schweren Rucksack tragen und wandern Sie nicht oberhalb von 2500 m.

Fit hält Wandern, wenn Sie es zügig tun; sonst wird's eher ein Spaziergang, der aber auch nicht zu verachten ist. Wenn Sie allerdings Kalorien verbrennen möchten, sollten Sie an Tempo zulegen.

Mehr Hintergründe
Als Sportlerin wissen Sie, dass sich positive Auswirkungen auf Herz, Atmung und Kreislauf bei Ausdauersportarten nur einstellen, wenn Sie den Sport relativ intensiv über einige Stunden pro Woche ausüben. Deshalb begrenzen amerikanische Frauenärzte und Sportmediziner die Herzfrequenz in der Schwangerschaft relativ hoch bei 140 Schlägen pro Minute bei Ausdauerleistungen, um einen Trainingseffekt zu erreichen.

Nur in diesem Sinne ist Wandern keine optimale Sportart. Die Vorteile der Bewegung für Ihre müden oder geschwollenen Füße, damit die Vorteile zur Vorbeugung vor Venenentzündungen o.Ä., sind allerdings nicht zu unterschätzen.

✶ Yoga

Auf einen Blick
Yoga, eine Kombination aus Atem-, Entspannungs-, Körper *(Ansanas)*- und Bewusstseinsübungen, eignet sich ideal für Sie in der Schwangerschaft. Auch wenn Sie keine Erfahrungen mit Yoga haben, können Sie problemlos in der Schwangerschaft damit beginnen – wahrscheinlich sind Sie jetzt sogar aufnahmebereiter. Schwangere sind besonders sensibel und in der Lage, Gefühle und Gedanken in Energie oder Entspannung umzusetzen. In der Me-

Freizeitaktivitäten und Sport

ditation finden Sie zu einem neuen Harmoniegefühl mit Ihrem Körper.

Yogakurse extra für Schwangere

Es gibt in vielen Städten Yogakurse speziell für Schwangere, die meistens von Fachfrauen aus dem Umfeld der Geburtsvorbereitung geleitet werden. Unter ihrer Anleitung lernen Sie die völlige Konzentration auf die Atmung und die gezielte Entspannung oder Stärkung einzelner Muskelgruppen *(Tiefenentspannung)*. Fast alle Yoga-Übungen (mit Ausnahme der Power-Yoga-Übungen) sind auch in der Schwangerschaft möglich. Langes Luftanhalten sollten Sie allerdings meiden. Auch sollten in der Spätschwangerschaft die Rückwärtsbeugen aus der Bauchlage entfallen.

Mehr Hintergründe

Yoga bedeutet »Vereinigung«, im übertragenen Sinne das Einigwerden des Körpers mit dem Geist. Die Kombination der gedanklichen Verinnerlichung mit körperlichen Übungen, unterstützt durch eine bewusste Atemtechnik, hilft gegen Beschwerden in der Schwangerschaft, verbessert die Haltung und Beweglichkeit und kann bei der Geburt ein große Hilfe sein, mit den Wehenschmerzen fertig zu werden.

⋆ Tabus bei Freizeitaktivitäten und im Sport

Meiden Sie
- heiße, lange Wannenbäder und lange Aufenthalte in Whirlpools (Vorsicht vor zu hohen Körpertemperaturen und Infektionen durch Keime, die sich im warmen Wasser sehr schnell vermehren)
- Radfahren im dichten Stadtverkehr (Vorsicht vor Autoabgasen)
- übermäßige lange und mehrmalige Saunagänge (Vorsicht vor zu hohen Körpertemperaturen)
- lange Sonnenbäder (Vorsicht vor störenden Pigmentflecken und Überhitzung)
- Sport unter Wettkampf- oder Höchstleistungsbedingungen (Vorsicht vor Kreislaufänderungen zu Lasten der Gebärmutter und des Kindes)
- Mannschafts- und Kontaktsportarten (Vorsicht vor Verletzungen)
- sturzträchtige Sportarten wie z.B. Ski alpin (Vorsicht vor Unfällen und Unfallfolgen)
- Sport über 2500 m Höhe (Vorsicht vor Sauerstoffmangel)
- einige besonders anstrengende und unfallträchtige Sportarten wie Marathon, Tauchen, Hochsprung, Bungee Jumping, Gleitschirmfliegen (Vorsicht vor Unfällen und Sauerstoffmangel des Kindes)
- intensives Gewichtstraining (Vorsicht vor Druckerhöhung im Bauchraum)
- Segelfliegen (Vorsicht vor harten Stößen und Sauerstoffmangel in großer Höhe)

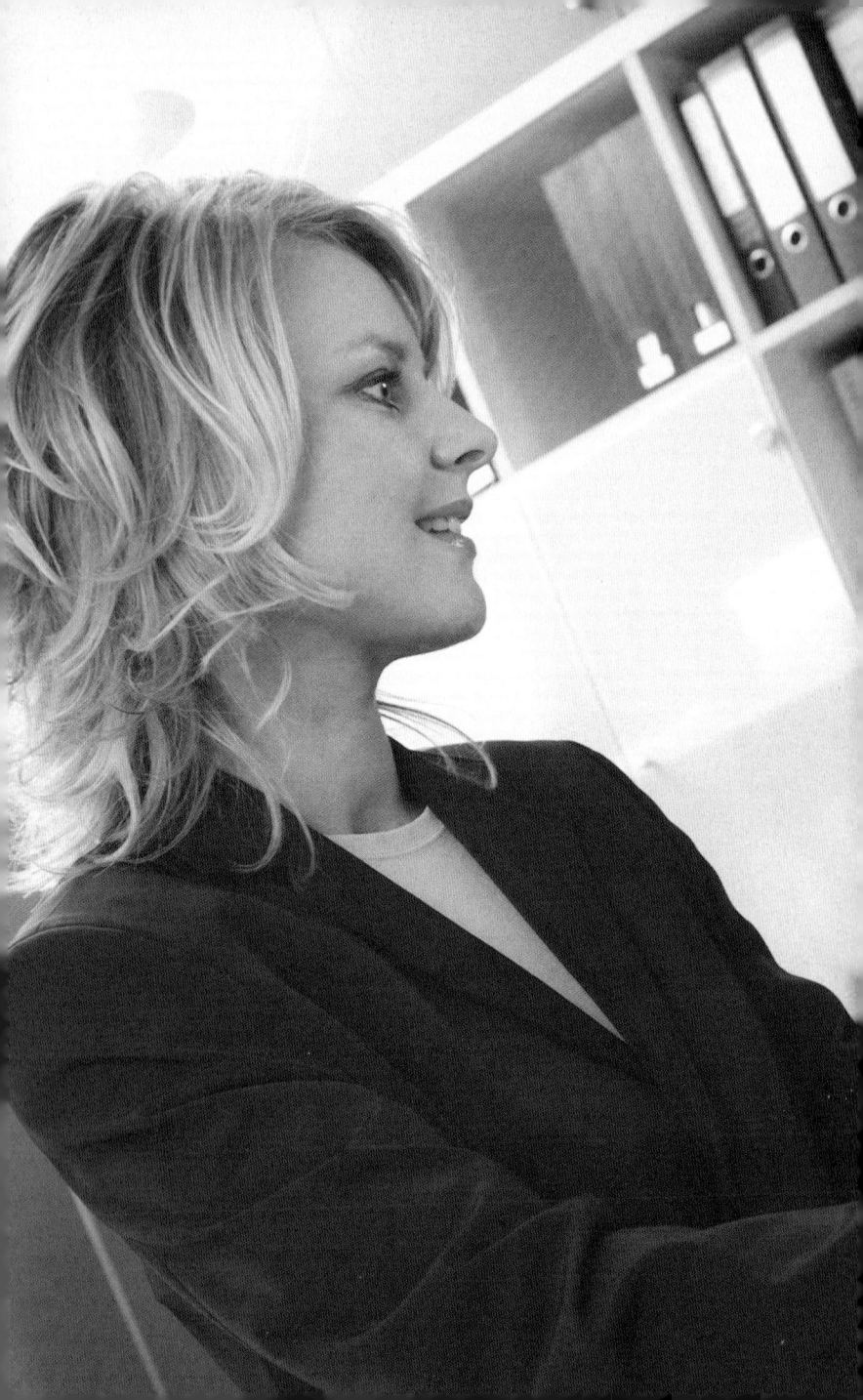

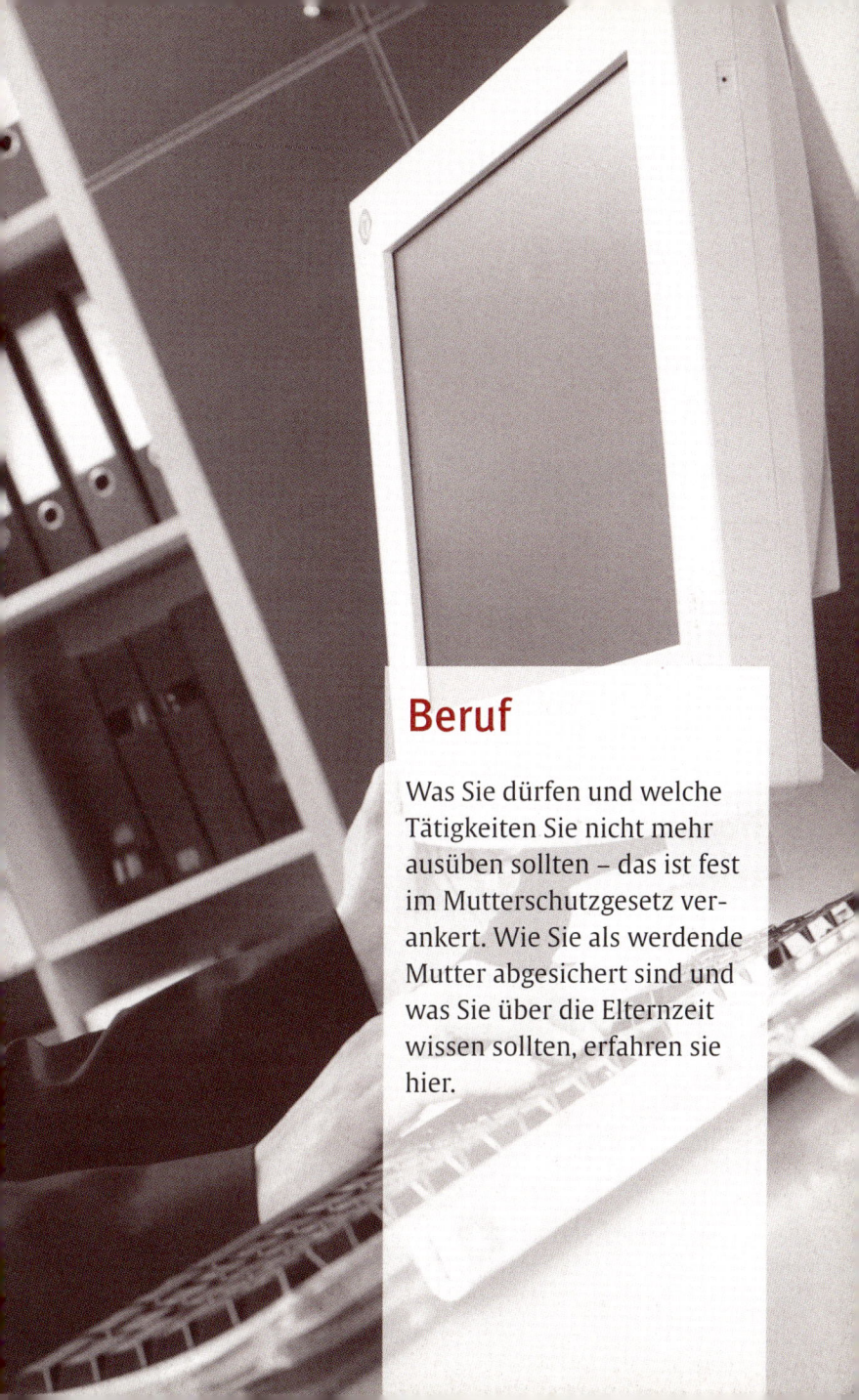

Beruf

Was Sie dürfen und welche Tätigkeiten Sie nicht mehr ausüben sollten – das ist fest im Mutterschutzgesetz verankert. Wie Sie als werdende Mutter abgesichert sind und was Sie über die Elternzeit wissen sollten, erfahren sie hier.

Beruf

*Arbeitszeiten, Überstunden, Schichtdienst

Auf einen Blick

Das Mutterschutzgesetz regelt in Deutschland und Österreich unter anderem, wann und wie lange Sie arbeiten dürfen. In der Schweiz regelt es das Arbeitsgesetz, das am 1. August 2000 in Kraft getreten ist.

Sie dürfen nicht
- länger als 8,5 Stunden (Schweiz: 9 Stunden) pro Tag arbeiten,
- zu Überstunden gebeten oder gezwungen werden (auch wenn Sie dazu bereit wären) und
- nicht mehr am Abend, in der Nacht, an Sonn- und Feiertagen arbeiten (Schweiz genauso in den letzten 8 Wochen).

Schichtdienst scheidet also aus. Sie haben als Schwangere und in der 9. bis 16. Woche nach der Geburt Anspruch, am Tag zwischen 6 Uhr und 20 Uhr beschäftigt zu werden. Ist das betrieblich nicht möglich, können Sie bei vollem Lohnausgleich (Schweiz: 80%) zu Hause bleiben.

Für einige Berufszweige wurden Ausnahmen für die ersten Monate der Schwangerschaft definiert, so z.B.
- im Gast- und Hotelgewerbe (Arbeitszeit bis 22 Uhr)
- in der Landwirtschaft (Melken des Viehs ab 5 Uhr)
- im Gast- und Hotelgewerbe, im Verkehrswesen, in Kliniken, in der Krankenpflege, bei Musikaufführungen und Theatervorstellungen u.v.m. (Sonn- und Feiertagsarbeit möglich, wenn Ausgleich an Ruhezeit in der Woche)

In begründeten Einzelfällen können die Aufsichtsbehörden Ausnahmen von den bestehenden Vorschriften zulassen.

Mehr Hintergründe

Nacht- und Schichtarbeit ist in vielen Untersuchungen als nachteilig für Mutter und Kind erkannt worden. So ist z.B. die Fehlgeburtenrate in den ersten vier Schwangerschaftsmonaten bei Nachtarbeit höher als wenn Sie am Tag arbeiten. Auch besteht ein Zusammenhang zwischen Nachtarbeit und der Häufigkeit von Frühgeburten. Das Mutterschutzgesetz hat diese nachteiligen Zusammenhänge durch Beschäftigungsverbote umgesetzt.

Diese Studien zeigen, dass Nacht- und Schichtarbeit in diesen Fällen Stress bedeutet haben muss. Stress in der Schwangerschaft hat gesichert negative Auswirkungen. Wenn Sie aber gerne am Abend oder in der Nacht arbeiten und Sie am nächsten Tag die Möglichkeit haben sich auszuruhen, ist nicht anzunehmen, dass dann die Tätigkeit in gleicher Weise ungeeignet ist.

* Berufstätigkeit

Auf einen Blick

Wenn Sie Ihr erstes Kind erwarten, gehören Sie zu den 80 % Frauen, die während der Schwangerschaft in Teilzeit oder ganztags berufstätig sind. Die heutigen Frauenberufe lassen sich in der Regel gut mit der zusätzlichen Belastung der Schwangerschaft unter einen Hut bringen. Untersuchungen haben sogar gezeigt, dass die Gruppe der berufstätigen Schwangeren weniger Schwangerschaftsprobleme hat als Frauen ohne Berufsausbildung oder -ausübung.

Beruf

Wissen Sie, dass Sie mit Beginn Ihrer Schwangerschaft deutlich mehr Rechte haben und wie wichtig es ist, diese zu kennen? Was regelt Ihr Arbeitsvertrag über Kündigung, Krankheit, Ferienanspruch, Mutterschutz und Lohnfortzahlung während des Beschäftigungsverbotes nach der Geburt? Lesen Sie Ihren Arbeitsvertrag sorgfältig durch. Was nicht im Vertrag steht, wird vom Gesetzgeber geregelt.

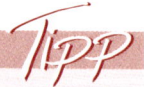

Schweigepflicht

Wichtig ist, dass Sie Ihren Arbeitgeber von Ihrer Schwangerschaft informieren. Sie können ihn zum Stillschweigen verpflichten, wenn Sie nicht möchten, dass der Kollegenkreis zu früh von Ihrer Schwangerschaft erfährt.

Während der Schwangerschaft und später auch, wenn Sie stillen (bis 16. Woche nach der Geburt), haben Sie z.B. jederzeit das Recht, die Arbeit für kurze Zeit zu verlassen. Dazu braucht es kein Arztattest. Sie müssen lediglich Ihre Chefin oder Ihren Chef informieren.

Mehr Hintergründe
Theoretisch sind Mutter und Kind gesetzlich relativ gut geschützt. In Deutschland sind die wichtigsten Gesetze und Verordnungen:
- das Mutterschutzgesetz
- die Arbeitsstoffverordnung
- die Röntgenverordnung
- die Strahlenschutzverordnung

Allen Verordnungen ist gemeinsam, dass Sie den Arbeitgeber verpflichten, für einen schwangerschaftsverträglichen Arbeitsplatz zu sorgen, um Mutter und Kind vor schädlichen Stoffen und großem körperlichen Stress zu schützen.

Die Verordnungen in Österreich und in der Schweiz ähneln sich im Großen und Ganzen und sind teils direkt an die deutschen Verordnungen angelehnt. In der Schweiz gibt es kein Mutterschutzgesetz. Der Schutz der Schwangeren und Wöchnerinnen ist im Arbeitsgesetz und im Obligationenrecht geregelt.

∗ Berufstypische Risiken – körperlicher Stress

Auf einen Blick
Sehr beschwerliche Arbeiten wie
- das Heben von Lasten (regelmäßig 5 kg, gelegentlich 10 kg),
- Arbeiten bei Kälte und Hitze,
- mit Körperhaltungen, die zur vorzeitigen Ermüdung führen,
- mit ständigem Stehen, am Fließband oder im Akkord dürfen Sie in der Schwangerschaft nicht oder nur in der 1. Schwangerschaftshälfte ausüben.

Körperliche Arbeit ist besonders beschwerlich bei sehr hohen Außen- oder Raumtemperaturen (Arbeit in nicht klimatisierten Küchen, Büroräumen, in Zelten oder im Hochsommer im Freien). Muskelarbeit produziert Wärme – umso mehr, desto anstrengender die Arbeit ist. Sie müssen also viel Energie aufbringen, dass Sie mit der Wärme fertig werden – bei übermäßiger Beanspruchung

Beruf

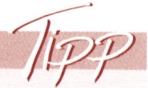

Sprechen Sie früh mit Ihrem Chef

Wenn Sie solche Tätigkeiten ausüben, ist es wichtig, dass Sie sehr früh Ihren Arbeitgeber informieren und mit ihm gemeinsam besprechen, wie Ihnen die Arbeit erleichtert werden kann (Ruhepausen, Einrichten von Liegeräumen, Sitzen auf hohem Hocker usw.). Einiges können Ihnen bestimmt auch Ihre Kollegen abnehmen. Bitten Sie darum. Falls es keine Möglichkeit der Entlastung gibt, haben Sie Anspruch auf eine andere Tätigkeit. Vermeiden Sie auch bereits in der Frühschwangerschaft ruhiges Stehen. Treten Sie möglichst häufig »auf der Stelle« und helfen Sie Ihrem Kreislauf mit Kompressionsstrümpfen nach.

leider auf Kosten des Kindes. Diskutieren Sie rechtzeitig mit Ihrem Chef einen verträglicheren Arbeitseinsatz.

Körperliche Arbeit wird auch schwerer in der sauerstoffärmeren Höhe (Kellnerin im Ausflugslokal in den Bergen, Dienst an Bord eines Flugzeuges u.v.m.). Sind Sie Flugbegleiterin bei einer deutschen Airline, müssen Sie diese Entscheidung gar nicht selbst treffen, denn das Mutterschutzgesetz untersagt den Schichtdienst. Andere Linien erlauben allerdings das Fliegen, z.B. die Swiss (»solange die Uniform passt«). Den schweren Getränkewagen zu schieben, sich zu recken und zu strecken beim Service sind nicht zu unterschätzende körperliche Belastungen. Sie haben das Recht, eine Bodentätigkeit in der Schwangerschaft zu verlangen.

Mehr Hintergründe

Der heutige Mutterschutz basiert auf den Erfahrungen, dass körperlich schwer arbeitende Frauen unter vielen Schwangerschaftskomplikationen leiden. Studien zeigen eindrücklich, dass viele Frauen mit Berufen, die bei großer Hitze, stehend oder in gebückter Stellung ausgeführt werden, untergewichtige Kinder auf die Welt bringen.

Ruhiges Stehen ist besonders belastend, weil das Blut in den Beinen versackt und das Herz weniger Blut in den Kreislauf pumpen kann. In der Spätschwangerschaft drückt im Stehen der Kopf Ihres Kindes gegen Ihre Wirbelsäule und kann die Durchblutung der großen Gefäße drosseln. Auch dadurch gelangt weniger Blut in den Kreislauf zurück.

* Berufstypische Risiken – schädliche Stoffe

Auf einen Blick
Wenn Sie in einem Beruf arbeiten, in dem Sie gesundheitsgefährdenden Stoffen, Gasen oder Dämpfen ausgesetzt werden könnten, haben Sie das Recht, von Ihrem Arbeitgeber die Sicherheit Ihres Arbeitsplatzes garantiert zu bekommen. Für gesundheitsschädliche Substanzen gibt es so genannte »maximale Arbeitsplatzkonzentrationen« (MAK-Werte), deren Überschreitungen besonders im Hinblick auf eine mögliche Gefährdung von Mutter und Kind untersucht wurden.

Bei den heutigen Frauenberufen betrifft das folgende Tätigkeiten:
- in der chemischen und Pharmaindustrie
- im Medizinbetrieb (Narkosen im Operationssaal, Umgang mit infektiösem Material, Röntgen- und MRI-Diagnostik)
- beim Zahnarzt (Amalgam, Lachgas)
- im Friseursalon (Haarspray, Haarfärbemittel u.a.)
- in der chemischen Reinigung (Lösungsmittel bei der Trockenreinigung)

Beruf

- in Gaststätten (Kohlenmonoxid aus Zigaretten)
- im Verkehr (Kohlenmonoxid aus Abgasen)

Ihr Arbeitgeber ist für die Sicherheit des Arbeitsplatzes verantwortlich. Die Gewerbeaufsichtsämter verpflichten sich, die Einhaltung der MAK-Werte und die Auflagen zur Lüftung, zu Abzugsanlagen oder Schutzvorrichtungen zu kontrollieren. Ist das nicht möglich – z.B. bei einer Polizistin auf einer Verkehrskreuzung –, muss der Arbeitsort gewechselt werden.

Sprechen Sie mit Ihrem Arzt

Wenn Sie in Sorge sind, bitten Sie Ihren Frauenarzt, die notwendigen Abklärungen einzuleiten. Je größer Ihr Betrieb ist, umso sicherer können Sie sein, dass die Schutzvorrichtungen den Normen entsprechen.

Tätigkeiten, die zu einer Gefährdung des Kindes geführt haben, sind heute untersagt bzw. unterliegen strengen Sicherheitsvorschriften (z.B. Arbeiten mit Blei, Quecksilber, Kohlenmonoxid (CO), hoch infektiösem Material).

Mehr Hintergründe

Für viele Frauenberufe liegen Studien zu den Auswirkungen auf Mutter und Kind vor. Über 100 000 Schwangerschaften wuden in der größten Studie aus Kanada untersucht. Verwaltungsangestellte, die kaum schädlichen Stoffen ausgesetzt sind, stehen im Vergleich zu allen anderen Frauenberufen in der Tat am besten da. Bei anderen Berufen ist allerdings selten klar, ob z.B. die beobachteten Anstiege der Fehlgeburtenhäufigkeit durch schädliche Stoffe nicht genauso gut auch durch körperlichen Stress durch Stehen, Laufen oder Heben erklärbar wären.

Narkosegase bei OP-Schwestern und Ärztinnen und insbesondere Lachgas bei Zahnärztinnen und zahnärztlichen Helferinnen werden verdächtigt, Fehlgeburten oder Wachstumsverzögerungen zu verursachen. Experten halten das für extrem unwahrscheinlich, weil die heutige Belüftung der Operationssäle und die geschlossenen Narkosekreisläufe die Konzentrationen in den Räumen sehr niedrig halten. Aber in Operationssälen wird viel gestanden. Ähnlich ist es bei Kellnerinnen, die dem Zigarettenrauch ausgesetzt sind und viel tragen.

Messungen in chemischen Reinigungen haben gezeigt, dass die MAK-Werte oft kleiner als 1/50 der zulässigen Werte sind, wenn die gesetzlichen Auflagen bei Abzügen und bei der Belüftung eingehalten wurden.

* Berufstypische Risiken – Strahlen und Magnetfelder

Auf einen Blick
Wenn Sie als medizinische Assistentin oder Ärztin mit radioaktiven Stoffen oder ionisierenden Strahlen in Laboratorien oder in der Radiologie und Nuklearmedizin tätig sind, arbeiten Sie im so genannten Kontrollbereich. Hier wird mit Dosimetern *(Strahlenmessgeräten)* Ihre Strahlenbelastung überwacht. Nationale und internationale Strahlenschutzverordnungen schützen Personen, die berufsbedingt Strahlung ausgesetzt sind durch die Definition »maximal zulässige Strahlenbelastung pro Jahr«.

Für Frauen im gebärfähigen Alter bestehen in einigen Ländern bereits erniedrigte Dosis-Limits. Mit einer Schwangerschaft reduzie-

Beruf

ren sich diese Limits noch einmal massiv, zum Teil sehr unterschiedlich:
- in Deutschland auf 0 mSv (Millisievert)
- in der Schweiz auf 2 mSv
- in den USA auf 5 mSv
- International auf 2 mSv

Früh den Arbeitgeber informieren

Wenn Sie beruflich Strahlung ausgesetzt sind, sollten Sie umgehend nach Kenntnis (u.U. bereits bei Planung) Ihrer Schwangerschaft Ihren Arbeitgeber über die Schwangerschaft informieren. Das gilt auch, wenn Sie in der MRI *(Magnetresonanz-Imaging)*-Diagnostik tätig sind sein, wo starke Magnetfelder entstehen.

Einige Tätigkeiten dürfen Sie damit in der Schwangerschaft aktiv nicht mehr ausführen,
- z.B. Angiographien *(Gefäßdarstellungen)* oder
- Untersuchungen am Patienten unter Röntgendurchleuchtung. Auch bei der Lagerung der Patienten zur Untersuchung in der MRI-Röhre dürfen Sie nicht mehr helfen.

Mehr Hintergründe

Während die so genannte Backgroundstrahlenbelastung aus dem Kosmos, aus Baumaterialien oder durch medizinische Anwendungen im Durchschnitt pro Jahr ca. 5 mSv beträgt, liegt die Belastung für Berufspersonen – je nach Nation – höher: zwischen 20 und 50 mSv. Mit der Reduktion auf 0–5 mSv soll das sich entwickelnde Ungeborene geschützt werden. Weil es für Strahlenschäden keine untere Schwelle gibt, schützt man den Embryo und Fötus daher umfassend. Sich teilende Zellen, d.h. wachsendes Gewebe, reagieren sehr sensibel auf Strahlung.

Strahlen können in hoher Dosierung Krebs *(cancerogene Wirkung)* und Missbildungen *(teratogene Wirkung)* auslösen und Erbschäden *(mutagene Wirkung)* verursachen. Deshalb ist jede unnötige Strahlung unbedingt zu vermeiden. Die Magnetfelder, die bei der Untersuchung in der Röhre entstehen, gelten zwar bei einer einzelnen Untersuchung für die schwangere Frau als risikolos – ständig beruflich diesen Magnetfeldern ausgesetzt zu sein, wird allerdings vorsichtshalber vermieden.

★ Bildschirmtätigkeit

Auf einen Blick

Obwohl gegenteilige Befürchtungen immer wieder viele schwangere Frauen beunruhigen, müssen Sie sich nicht sorgen: Bildschirmarbeit ist ungefährlich für das Ungeborene. Begründbar einerseits durch die physikalischen Faktoren und andererseits durch die Erfahrungen von Millionen von Frauen, die in der Frühschwangerschaft am Bildschirm gearbeitet haben. Denken Sie daran, dass Sie wahrscheinlich selbst nie Angst haben, vor dem Fernseher zu sitzen – oft auch mehrere Stunden am Stück.

Offizielle Stellungnahmen der Gesundheitsbehörden schließen eine Gefährdung der Schwangerschaft aus.

Mehr Hintergründe

»Screen of fear« *(Angstbildschirm)* war die Schlagzeile eines Artikels in der Londoner Times im Jahre 1984. In dieser Zeit, als immer mehr Menschen an Computerterminals zu arbeiten begannen, entstanden Gerüchte, dass die Arbeit am Bildschirm zu Schwan-

Beruf

gerschaftskomplikationen führe. Diese Gerüchte haben viele Schwangere und auch die Ärzteschaft verunsichert. Und die Schlagzeilen haben die Angst medientypisch verbreitet. Wissenschaftler und Behörden haben sich dieser Befürchtungen angenommen und in vielen Studien herausgefunden, dass kein negativer Einfluss auf das Wohl der Mutter und Kind zu finden ist.

Theoretisch könnten die folgenden Umstände eines Computerterminals Auswirkungen haben:
- Wärme
- Geräusche
- Magnetfelder
- Strahlung
- elektrostatische Felder

Das Ausmaß der Emissionen wird durch Normvorschriften streng geregelt. Wärme und Geräusche dürften bei der Arbeit vor dem Bildschirm keine Probleme bereiten. Die Intensität des Magnetfeldes ist ein Bruchteil der als sicher beschriebenen Intensität bei der diagnostischen MRI-Technik. Röntgenstrahlen dürfen vor dem Bildschirm nicht messbar sein. Bei Einhaltung der technischen Normen sind allen bisherigen Erkenntnissen zufolge keine Aus-

TIPP

Regelmäßig lockern

Wenn Sie am Bildschirm arbeiten, achten Sie aber darauf, wie lange und wie Sie vor dem Bildschirm sitzen. Stehen Sie regelmäßig alle 15–30 Minuten für einen Moment auf und vertreten sich die Beine. Achten Sie auf einen gut eingestellten Bürostuhl, der Ihren Rücken unterstützt und die Blutzirkulation der Beine wenig beeinträchtigt. Sitzen Sie möglichst nicht mit überkreuzten oder abgewinkelten Beinen.

wirkungen auf das Ungeborene, das 50–100 cm vom Bildschirm entfernt ist, zu befürchten.

✶ Elternzeit

Auf einen Blick

Anschließend an den Mutterschutz nach der Geburt (normal 8 Wochen und nach der Geburt von Mehrlingen oder einer Frühgeburt 12 Wochen) haben Sie Anrecht auf die Elternzeit (weil Sie sich in dieser Zeit bis zu dreimal mit dem Partner abwechseln können). Voraussetzung ist ein unbefristetes Arbeitsverhältnis. Mit der Elternzeit haben Sie Anspruch auf eine unbezahlte Freistellung von der Arbeit bis zum dritten Geburtstag Ihres Kindes bei vollem Kündigungsschutz. Seit letztem Jahr sind Neuheiten hinzugekommen: Mütter oder Väter müssen sich bei der Anmeldung der Elternzeit nach dem Gesetz nur für zwei Jahre festlegen. Sie haben bis acht Wochen vor Ablauf des zweiten Jahres Zeit – mit Zustimmung des Arbeitgebers – über das dritte Jahr zu entscheiden. Eine Übertragung von bis zu 12 Monaten auf den Zeitraum zwischen dem 3. und 8. Geburtstag des Kindes, zum Beispiel während des 1. Schuljahres, ist so möglich. Mütter und Väter können nun auch die gesamte Elternzeit von 3 Jahren gemeinsam nehmen, also nicht nur jeder seine 1 1/2 Jahre.

Im Anschluss an die Elternzeit haben Sie das Recht, an Ihren alten bzw. an einen gleichwertigen Arbeitsplatz bei Ihrem Arbeitgeber zurückzukehren.

Im ersten halben Jahr steht Ihnen Erziehungsgeld zu, wenn Ihr Einkommen eine bestimmte Grenze nicht übersteigt (30 000 Euro

Beruf

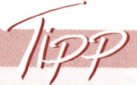

Anmeldefristen

Die Anmeldefrist für die Elternzeit beträgt 6 Wochen, wenn die Elternzeit unmittelbar nach der Mutterschutzfrist beginnen soll – in allen anderen Fällen beträgt sie 8 Wochen. Und Sie haben bis acht Wochen vor Ablauf des zweiten Jahres Ihrer Elternzeit die Möglichkeit sich zu entscheiden, ob Sie auf das dritte Jahr verzichten, es gleich nach dem zweiten Jahr nehmen oder es mit Zustimmung des Arbeitgebers auf einen späteren Zeitpunkt verschieben. Allerdings muss das vor dem achten Geburtstag des Kindes sein.

bzw. 23 000 Euro für Alleinerziehende). Ab dem siebten Lebensmonat des Kindes liegt die Grenze bei 16 500 bzw. 13 500 Euro.

Eine Broschüre zu den Themen Elternzeit und Erziehungsgeld ist kostenlos beim Bundesministerium für Familie, Senioren, Frauen und Jugend, 53107 Bonn, Tel. 0180/5329329 (www.bmfsfj.de) zu bestellen. Lassen Sie sich z.B. in der Klinik, in der Ihre Entbindung stattfinden wird, beraten, wohin Sie sich wegen des Erziehungsgeldes wenden können.

Mehr Hintergründe

Mit diesen relativ neuen gesetzgeberischen Möglichkeiten will das Bundesministerium dazu beitragen, dass Frauen, die gerne mit dem Kleinkind die ersten Lebensjahre zu Hause verbringen, bei der späteren Rückkehr in den Beruf nicht benachteiligt sind. Mit der Regelung dürfen sich auch Väter aktiv an der Betreuung und Erziehung des Kleinkindes beteiligen. Sie können also mit Ihrem Partner gemeinsam entscheiden, wer das Kind wann betreut.

✶ Kündigungsschutz

Auf einen Blick

Wenn Sie einen unbefristeten Arbeitsvertrag haben, darf Ihnen während der gesamten Schwangerschaft und bis vier Monate nach der Entbindung nicht gekündigt werden. Gehen Sie in Elternzeit, gilt der Kündigungsschutz, bis diese endet. Befristete Verträge können hingegen auslaufen.

Wurde Ihnen bereits gekündigt, haben Sie zwei Wochen Zeit, Ihren Arbeitgeber mit einem ärztlichen Attest über Ihre Schwangerschaft zu informieren. Dann ist die Kündigung unwirksam. Grundsätzlich gilt der Kündigungsschutz für Schwangere auch in der Probezeit. Wenn Sie nach dem Mutterschutz weiterarbeiten und Ihr Arbeitgeber Ihnen kündigen möchte, kann er das frühestens vier Monate nach der Geburt Ihres Kindes tun.

Generell gilt für Sie in der gesamten Schwangerschaft und Stillzeit, dass Sie nur mit Ihrer Zustimmung beschäftigt werden dürfen.

Tipp

Ihr gutes Recht

Lassen Sie sich nicht dazu verleiten, Ihr Arbeitsverhältnis »im gegenseitigen Einverständnis« aufzulösen oder zu kündigen, um Arbeitslosengeld zu empfangen. Sie verlieren alle Ihnen zustehenden, umfassenden Rechte als schwangere Frau aus dem Mutterschutzgesetz (bzw. den entsprechenden Gesetzen in der Schweiz) und den Anspruch auf Lohnfortzahlung.

Beruf

Mehr Hintergründe
Sie genießen umfassenden Kündigungsschutz in der Schwangerschaft und in den Monaten nach der Geburt und bekommen volle Unterstützung vom Gesetzgeber, diese Rechte durchzusetzen. Eine Fehlgeburt setzt den Kündigungsschutz außer Kraft. Nehmen Sie nach der Schutzfrist Erziehungsurlaub bzw. Elternzeit in Anspruch, genießen Sie weiterhin Kündigungsschutz.

Ideal ist es, wenn Sie bei einem guten gegenseitigen Arbeitsverhältnis aber nicht auf Ihre Rechte pochen, sondern auch im Interesse Ihrer Kollegen und Ihres Chefs gemeinsam nach einer für Sie und den Betrieb bestmöglichen Lösung suchen.

* Mutterschutzgesetz

Auf einen Blick
Das wichtigste Gesetz, das Ihren Schutz und Ihre Rechte am Arbeitsplatz regelt, ist das Mutterschutzgesetz (»Gesetz zum Schutze der erwerbstätigen Mutter«). Dieses deutsche Gesetz wird sehr ähnlich in Österreich gehandhabt und ist in der Schweiz eine Grundlage für das dortige Arbeitsgesetz und Obligationenrecht. Es gilt für alle erwerbstätigen Frauen, auch Heimarbeiterinnen und Auszubildende.

Es schützt Sie vor
- Gefahren am Arbeitsplatz durch Hitze, Kälte, schädigende Stoffe, Strahlen, Heben, Stehen und Bücken, Akkord- und Fließbandarbeit, Nacht-, Schichtdienst und Überstunden und definiert Beschäftigungsverbote bei nahezu vollständigem Lohnausgleich.

Mutterschutzgesetz

- Stress im Beruf (z.B. ab Ende 3. Schwangerschaftsmonat keine Tätigkeit mehr auf öffentlichen Verkehrsmitteln)
- Kündigung während der gesamten Schwangerschaft und 4 Monaten nach der Geburt
- vorübergehender Minderung Ihres Lohnes in den meisten Fällen
- Überlastung in der Spätschwangerschaft und während der Stillzeit durch Regelung der Mutterschutzfristen

Der Mutterschutz beginnt 6 Wochen vor dem errechneten Geburtstermin (8 Wochen Österreich) und endet regulär 8 Wochen (12 Wochen bei Frühgeburten und Mehrlingen) nach der Geburt. In den ersten 8 Wochen nach der Geburt *dürfen* Sie nicht arbeiten, auch wenn Sie es möchten. Vor der Geburt *können* Sie in Deutschland und in der Schweiz die Mutterschutzzeit in Anspruch nehmen, in Österreich *müssen* Sie es.

Ist der Arbeitsplatz für Mutter und Kind nicht sicher, muss der Schwangeren eine gleichwertige Ersatzarbeit angeboten werden. Ist das nicht möglich, hat die Schwangere das Recht, bei nahezu vollem Lohnausgleich (Schweiz 80 %) zu Hause zu bleiben.

Für die notwendigen Schwangerschaftsvorsorge-Untersuchungen muss Ihnen freigegeben werden, d.h. sie können, wenn notwendig, in der Arbeitszeit – wenn kein anderer Termin zu kriegen ist – wahrgenommen werden.

Mehr Hintergründe

Vor mehr als 100 Jahren begann man damit, Mütter besonders zu schützen: Damals wurde ein dreiwöchiges Beschäftigungsverbot für Wöchnerinnen erlassen – zu einem Zeitpunkt, als die Frauenarbeit körperlich schwer und völlig ohne Schutzvorschriften erfolgte. Die heutige Gesetzgebung wird bezüglich des körperlichen

Schutzes für die Schwangere als relativ umfassend angesehen. Kritisiert wird, dass der Zeitpunkt der Empfängnis nicht ausreichend genug geschützt ist.

Das Mutterschutzgesetz (bzw. die analogen gesetzlichen Verordnungen) ist die Grundlage für individuelle Arbeitsverträge, die bei öffentlichen Institutionen und großen Firmen bezüglich ihrer Leistungen (Lohnfortzahlung, Urlaub etc.) oft über die gesetzlichen Vorschriften hinausgehen.

Genau hinschauen
Lesen Sie deshalb Ihren Arbeitsvertrag besonders sorgfältig durch bzw. informieren Sie sich bei Ihrem Arbeitgeber über Ihre Rechte.

∗ Tabus im Beruf

Das Mutterschutzgesetz und andere Verordnungen, die die berufliche Belastung in der Schwangerschaft regeln, schützen Sie vor:
- Überstunden, Schichtdienst, Nacht- und Sonntagsarbeit
- Kündigung während der Schwangerschaft und 4 Monate nach der Geburt
- Lohnausfall nach der Geburt
- gesundheitsgefährdenden Stoffen, Gasen, Dämpfen
- körperlichem Stress (Stehen, Tragen, Bücken, Heben)
- Strahlen und Magnetfeldern
- Überlastung am Ende der Schwangerschaft und während der ersten 8 Wochen der Stillzeit

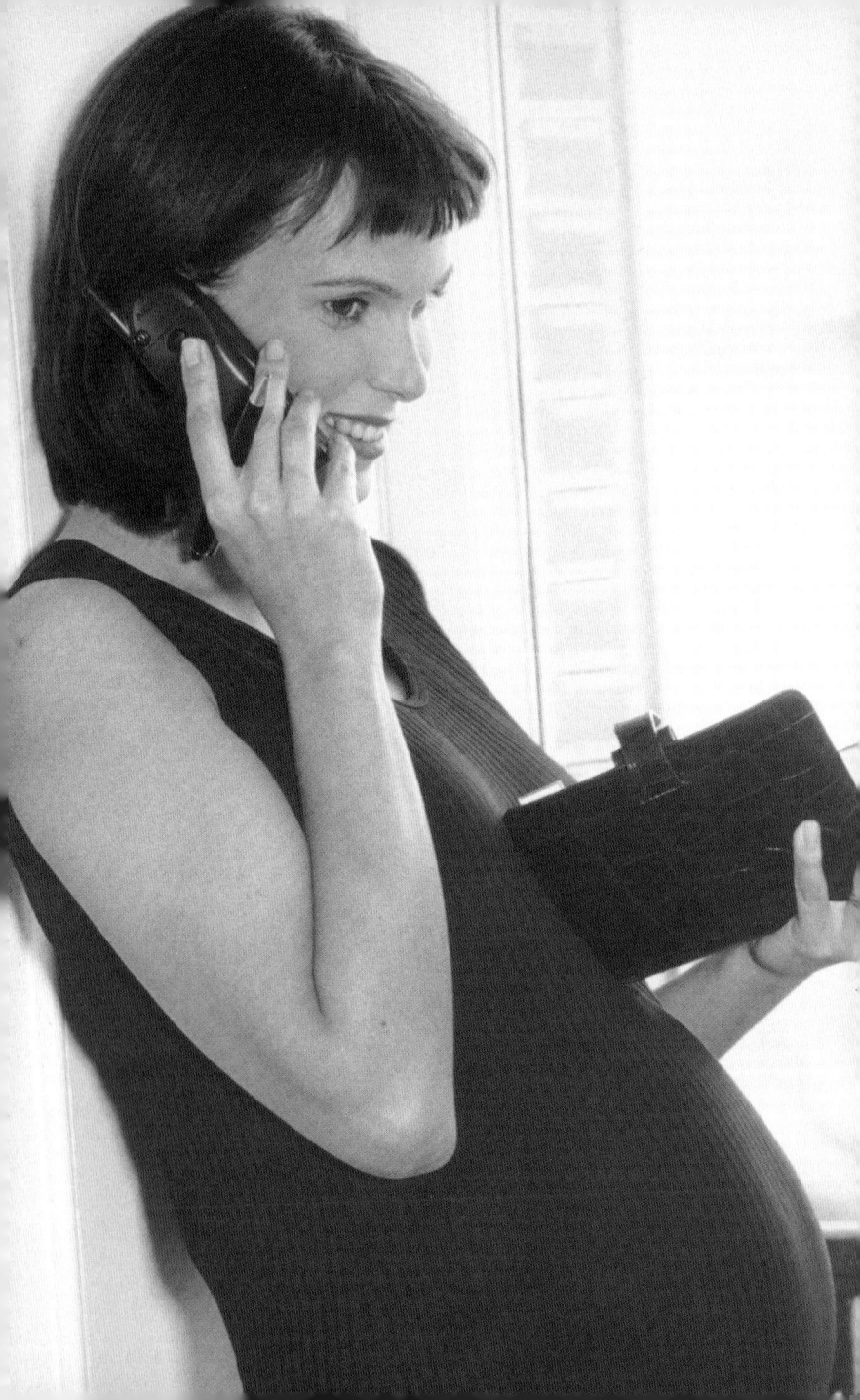

Umwelt

Ob verrauchte Umgebung oder Wetterumschwung – Schwangere reagieren sehr sensibel auf ihre Umwelt. Hier erfahren Sie, welche Umweltfaktoren Ihrem Kind nichts ausmachen und welche Sie besser meiden.

Umwelt

★ Hitze, Wärme, Kälte

Auf einen Blick
Frauen frieren leichter als Männer. Zum einen ist das Verhältnis von Oberfläche (die Wärme verliert) zum Volumen größer, zum anderen haben Frauen weniger Muskelmasse, die ja mit Zittern wieder Wärme produzieren kann. In der Schwangerschaft ist Ihre Oberfläche größer als zuvor, aber Ihr Stoffwechsel auch massiv erhöht. Dabei entsteht Wärme. Es wäre eigentlich ungewöhnlich, wenn Sie in der Schwangerschaft mehr frieren als vorher. Warm eingepackt, ertragen Schwangere niedrige Außentemperaturen so gut wie jeder andere auch. Starke Unterkühlung sollten Sie natürlich wie sonst auch vermeiden.

Hingegen stellen Wärme oder gar Hitze schon ein größeres Problem dar, besonders wenn Ihre Wärmeregulation an ihre Grenzen gelangt. Ihr Kind produziert wie ein kleiner Backofen in Ihrem Inneren Wärme, die nur über Ihre Haut nach außen abgegeben werden kann. Ihre Haut wird dazu maximal durchblutet und Sie beginnen zu schwitzen. Die Schweißperlen auf Ihrer Haut verdunsten, und Ihr Körper wird auf diese Weise wirkungsvoll gekühlt. Bei hoher Luftfeuchtigkeit und zu großer Hitze versagt dieser Mechanismus, und Ihre Körpertemperatur steigt an. Wenn all Ihr Blut zur Kühlung in die Haut fließt, bleibt für Ihr Baby weniger Sauerstoff übrig.

Mehr Hintergründe
Es sind keine Studien bekannt, die den Zusammenhang von großer Kälte und Schwangerschaftskomplikationen untersucht haben. In Notsituationen (Krieg o.Ä.) ist aber theoretisch davon auszugehen, dass starke Zentralisation *(Durchblutung nur wichtiger Organbereiche, »Kurzschließen« der Peripherie)* den Kreislauf

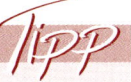

Zu heiß zu zweit

Meiden Sie in der Schwangerschaft feucht-heißes Klima, erhitzende Sonnenbäder, heiße Whirlpools und intensive körperliche Arbeit bzw. Sport, damit Sie Ihre überflüssige Wärme leicht loswerden. Tragen Sie Kleidung ohne Kunstfasern, damit kein Wärmestau entsteht. Und trinken Sie viel Mineralwasser, wenn Sie stark schwitzen, um den Flüssigkeitsverlust auszugleichen.

massiv beansprucht. Wie auch bei anderen mütterlichen Notsituationen, wird die Gebärmutterdurchblutung zum Schutz der Mutter (!) gedrosselt.

Die nachteiligen Auswirkungen großer Hitze durch hohe Außentemperaturen – oder vom Körper selbst produziert – sind hingegen wissenschaftlich erwiesen: Dem wachsenden Kind steht nicht mehr genügend Blut und Sauerstoff zur Verfügung. In der Frühschwangerschaft können hohe mütterliche Körpertemperaturen Entwicklungsstörungen auslösen.

＊ Katzen, Hunde und andere Haustiere

Auf einen Blick

Wenn Sie mit Katzen, Hunden oder anderen Tieren, z.B. Ziervögeln, in Ihrer Wohnung zusammenleben, begünstigt der enge Kontakt mit diesen Tieren Infektionen *(Zoonosen)*, die vom Tier auf den Menschen und auch umgekehrt (!) übertragen werden können. Auch gesund erscheinende Tiere können Keimträger und

Umwelt

Dauerausscheider sein. Das Risiko, sich durch geimpfte und vom Tierarzt betreute Haustiere anzustecken, ist allerdings relativ gering. Es gibt also keinen Grund, dass Sie sich in der Schwangerschaft von Ihrem geliebten Haustier trennen müssen. Sie sollten aber vorsichtshalber bewusster als sonst einen allzu engen Kontakt meiden und es mit der Hygiene besonders wichtig nehmen.

Anders sieht es aus, wenn Sie eine Katze halten. Insbesondere junge Katzen können mit ihrem Kot einen Parasiten *(Toxoplasma gondii)* übertragen, der für die Infektionskrankheit Toxoplasmose verantwortlich ist. Bei Erwachsenen und Kindern verläuft diese Erkrankung meist unbemerkt. Sie sind dann immun gegen eine Neuansteckung. Erkrankt eine Schwangere allerdings zum ersten Mal in der Schwangerschaft, können beim Ungeborenen schwere Entwicklungsstörungen auftreten.

Wenn bei Ihnen in der Frühschwangerschaft festgestellt wird, dass Sie nicht gegen Toxoplasmose immun sind, könnten Sie theoretisch daran *in der Schwangerschaft* erkranken. Eine Impfung existiert nicht. Und wenn Sie eine Katze besitzen, sollten Sie ein paar ganz einfache Ratschläge befolgen, um sich vor der Ansteckung zu schützen:

Ihr Umgang mit Mikesch

- Geben Sie Ihrer Katze kein rohes Fleisch, sondern nur Büchsennahrung zu fressen.
- Reinigen Sie das Katzenklo möglichst nicht selber und wenn, dann nur mit Handschuhen.
- Lassen Sie das Katzenklo täglich reinigen (Auffüllen mit 65 Grad heißem Wasser, abkühlen lassen, wegschütten).
- Waschen Sie jetzt häufiger Ihre Hände.
- Und: Hände weg von fremden Katzen.

Mehr Hintergründe

Nicht jede junge Katze scheidet Toxoplasmen aus. Ihr Tierarzt kann das feststellen und ggf. das Tier behandeln. Die Katze infiziert sich selbst durch den Verzehr von rohem Fleisch, das Jagen von Mäusen oder durch den Kontakt mit Gartenerde. Ältere Katzen sind meistens immun. Rohes Fleisch zu verzehren, wie z.B. Tartar, ist übrigens auch für Sie ein Tabu in der Schwangerschaft, da Sie sich auch auf diesem Weg mit Toxoplasmose infizieren könnten.

Bei Hunden können Sie sich nicht mit Toxoplasmose anstecken, wie überhaupt Hunde bei der Gefährdung Ihrer Gesundheit kaum eine Rolle spielen. Wenn Sie sich strikt an die hygienischen Maßnahmen halten, den Impfkalender Ihres Haustiers im Auge behalten und regelmäßig entwurmen, wird das Risiko von Infektionen auf ein Minimum reduziert.

* Lärm

Auf einen Blick

Viel und lang anhaltender Lärm führt beim Menschen zu irreversiblen Hörschäden. Ob eine solche Gefährdung auch für Ihr ungeborenes Kind besteht, wenn Sie z.B. berufsbedingt einer ständigen Lärmquelle ausgesetzt sind, ist umstritten. Vorsorglich empfiehlt allerdings eine amerikanische Fachkommission trotz der spärlichen wissenschaftlichen Befunde die Vermeidung von vorgeburtlichem Lärm, wenn er lauter als 90 Dezibel ist – etwa dem Lärm einige Meter neben einer U-Bahn entsprechend.

Umwelt

Hörschutz fürs Kleine

Diskotheken mit hohem Schallpegel sollten Sie besser nicht regelmäßig in der Schwangerschaft besuchen.

Mehr Hintergründe

Lärm definiert sich über die Lautstärke (Dezibel) und die Frequenz (Hertz). Niedrige Frequenzen werden in der Gebärmutter verstärkt, hohe abgeschwächt. Je dicker die mütterlichen Bauchdecken, je mehr Fruchtwasser und je weniger direkt die Schallquelle am Bauch, umso weniger hört der Fet von der Außenwelt. Das können Sie sich z.B. zunutze machen, wenn Sie aktiv am Schießsport teilnehmen, indem Sie Ihren Bauch zusätzlich mit einem wattierten Kleidungsstück umhüllen.

Das Ungeborene kann etwa ab der 26. Schwangerschaftswoche hören. Mit lauten Geräuschen (z.B. Autohupe) oder direkt auf Ihrem Bauch platzierte Schallgeber können Kindsbewegungen oder Herzfrequenzanstiege als Reaktion auf die Geräusche provoziert werden. Untersuchungen mit Hydrophonen in der Gebärmutter haben gezeigt, dass das Ungeborene die mütterliche Stimme in der Gebärmutter lauter hört, als würde sie über die Luft übertragen. Überhaupt geht es durch Ihren Herzschlag und Ihre Darmgeräusche ziemlich laut zu in der Gebärmutter, nämlich 80–90 Dezibel!

Ob Lärm so stark von außen zum Kind dringt, so dass es zu Hörschädigungen kommen kann, ist nicht eindeutig zu beantworten. Es existiert eine Studie, bei der Kinder von Müttern untersucht wurden, die in der Schwangerschaft Lärm über 100 Dezibel (unerträglicher Lärm, z.B. Pressluftbohrer) ausgesetzt waren: Zu einem hohen Prozentsatz wiesen die Kinder einen Hörverlust auf. Diese Studie ist allerdings auch kritisiert worden, weil eine Kontrollgruppe fehlte – Schwangere, die keinem Lärm ausgesetzt waren, mit sonst sehr ähnlichen Lebensumständen.

✶ Mobilfunk, schnurlose Telefone, Elektrosmog

Auf einen Blick

Verlässliche Daten zu gesundheitlichen Auswirkungen durch Mobilfunk und andere technische Systeme (Fernseher, sonstige Bildschirme, Mikrowelle oder elektrische Heizkissen) sind rar. Die wissenschaftlichen und häufig auch pseudowissenschaftlichen Daten können eigentlich für beides herhalten: sowohl für die völlige Verteufelung des so genannten Elektrosmogs als auch für die Überzeugung, dass gesundheitliche Bedenken irrelevant sind.

Es gibt keine Studien in der Schwangerschaft, die für Mutter und Kind gesicherte Nachteile z.B. durch ständiges Telefonieren mit einem Handy beweisen. Nach allem, was man heute weiß, können Sie Handys u.Ä. ohne Bedenken in der Schwangerschaft benutzen.

Allerdings gibt es zahlreich gemessene biologische Auswirkungen, ohne allerdings die gesundheitliche Bedeutung zu kennen. Aber auch durch schöne Musik oder durch grässliche Gerüche sind Reaktionen beim Ungeborenen messbar. Deshalb hängt es sehr von Ihrer Einstellung und Überzeugung ab, ob Sie vor Elektrosmog in der Schwangerschaft in Sorge sind. Wenn dem so ist, stehen Sie ungeniert dazu.

Umwelt

Ein Telefon ständig bei sich zu tragen, ist für Sie womöglich in der Schwangerschaft ein großer Segen. Ein eventuell vorhandenes Risiko mindern Sie auf diese Weise:

> **TIPP**
>
> **Umgang mit dem Handy**
>
> - Handys häufig abschalten, vor allen Dingen nachts.
> - Handy und DECT-Telefon nicht auf dem Nachttisch stehen haben.
> - Am Mobiltelefon kurz fassen.
> - Kopfhörer oder Freisprecher benutzen.
> - Telefone nicht am Körper tragen.
> - Draußen telefonieren, denn die Sendeleistung ist in Räumen oder Fahrstühlen viel höher.

Bei anderen Geräten, wie beispielsweise Fernseher oder Mikrowelle, können Sie den Abstand zu sich und dem Gerät im Zimmer vergrößern.

Mehr Hintergründe

Für die Annahme einer direkten Schädlichkeit von Mobilfunk (oder allgemein von elektromagnetischen Wellen) gibt es nur *theoretische* Überlegungen, keinerlei handfeste Beweise, die seriösen Analysen standhalten. Wissenschaftler bezweifeln, dass die Entstehung oder Entwicklung eines Babys beeinflusst wird. Umgekehrt steht der Beweis der völligen Unschädlichkeit auch aus.

Vor rund 20 Jahren z.B. beschuldigte man die Mikrowelle, für gesundheitliche Probleme verantwortlich zu sein. Heute ist diese Diskussion fast vergessen und neue Ängste machen sich breit. Wenn Sie sich um Ihr Kind sorgen, sollten Sie auch, wenn möglich, potenzielle Quellen von Strahlung und Elektrosmog reduzieren. Angst und Sorge sind keine guten Begleiter für die 9 Schwangerschaftsmonate.

* Mond, Vollmond

Auf einen Blick

Der Mond, insbesondere der Vollmond, hat seit jeher eine magische Anziehungskraft auf die Menschheit. Mehr vom Aberglauben als vom Glauben geschürt, schreibt man ihm geheimnisvolle Kräfte zu. Das Märchen, in Vollmondnächten würden mehr Kinder geboren als in den Tagen vorher und nachher, hat sich bis heute gehalten. Groß angelegte Statistiken zur Geburtsstunde zeigen allerdings, dass sich keinerlei Zusammenhänge mit den Mondphasen finden lassen. Auch in Vollmondnächten werden durchschnittlich viel Kinder geboren.

Mehr Hintergründe

Aus der Pflanzen- und Tierwelt sind Fortpflanzungszyklen bekannt, die sehr regelmäßig zu den Mondphasen verlaufen. Auch die Länge des Monatszyklus der Frau verführt immer wieder dazu, einen Zusammenhang mit dem Mond anzunehmen. Auf den Nordseeinseln mit Ebbe und Flut, die bekanntlich durch die Anziehungskraft von Mond und Erde entstehen, waren früher die Hebammen immer überzeugt, dass bei Flut die Geburten rascher vorangehen. Die Analyse von mehreren 100 000 Geburten hat keine der Mondeinflüsse bestätigt. Woran liegt es, dass Hebammen und Ärzten an den einflussreichen Mond glauben? Einige meinen, dass es an unserer selektiven Gedächtnisleistung liegt: Ein Ereignis, das unseren Erwartungen entspricht, bleibt mit größerer Wahrscheinlichkeit im Gedächtnis gespeichert. Offenbar haften durchschnittliche Vollmondnächte weniger im Gedächtnis als solche mit einer zufälligen Steigerung der Geburtenzahl.

Umwelt

* Passivrauchen

Auf einen Blick

Während das Rauchen in öffentlichen Gebäuden, am Arbeitsplatz und in Verkehrsmitteln nach und nach immer weiter eingeschränkt wird, hat es sich schon seit längerem durchgesetzt, dass in der Gegenwart von schwangeren Frauen und kleinen Kindern nicht geraucht werden darf.

Rauchfreier Bauch

Sie haben Anspruch, dass niemand in Ihrer Nähe raucht. Fordern Sie unmissverständlich unter Verweis auf Ihren Bauch, dass sich niemand mit brennender Zigarette oder Zigarre in Ihrer Nähe aufhält.

Ihre Schwangerschaft ist ein guter Grund für Ihre Familienmitglieder, mit dem Rauchen aufzuhören oder es zu reduzieren. Eigentlich ist Ihr Kind im doppelten Sinn Passivraucher, ein passiver Passivraucher. Es nimmt alle Schadstoffe der Zigarette auf, die Sie, ohne es zu wollen, einatmen. Ihr Baby kann nicht schreien und vor allen Dingen nicht weglaufen. Ob dies genauso nachteilig ist, als wenn Sie aktiv rauchen würden, ist immer noch ein kontroverses Thema. Im Nabelschnurblut allerdings sind alle Schadstoffe in hoher Konzentration messbar.

Mehr Hintergründe

Neugeborene haben im Blut viel höhere Schadstoffkonzentrationen als erwachsene Passivraucher. Das ist leicht zu erklären, weil beim Ungeborenen die Abbau- und Ausscheidungssysteme noch unreif sind. Ob die gleichen gesundheitlichen Auswirkungen wie beim aktiven Rauchen auftreten, ist derzeit noch nicht schlüssig zu beantworten. Zumindest ist der Wachstumsrückstand nicht so eindeutig wie beim aktiven Rauchen.

Man weiß aber, dass für manche späteren Erkrankungen, Allergien und Krupp z.B. oder für Verhaltensauffälligkeiten, wie man sie bei mütterlichem Passivrauchen beobachtet hat, kleinste Mengen zur Sensibilisierung ausreichen. Deshalb: Für die gesamte Zeit Ihrer Schwangerschaft haben Sie laut Gesetz Anspruch auf eine absolut rauchfreie Umgebung.

* Wetter

Auf einen Blick
Es ist bekannt, dass es Wetterphasen gibt, von denen viele Körperreaktionen beeinflusst werden. Ein aufkommender Wetterumschlag, der Durchzug einer Warmluftfront oder eine ausgeprägte Föhnlage zählen dazu.

Schwangere Frauen, insbesondere solche, die ihr erstes Kind erwarten, gelten als sehr wetterfühlig. Die Geburten sind bei Warmluftfronten häufig kürzer und bei Föhn kommt es offenbar vermehrt zu ersten Wehen – tatsächlich werden bei Föhn mehr Kinder geboren. Ziehen kalte Winterhochdrucklagen auf, erblicken weniger Kinder das Licht der Welt.

Mehr Hintergründe
Ganz sicher hat es neben individuellen Faktoren auch mit dem Einfluss der Großwetterlage oder der Temperatur zu tun, dass Ihr

Umwelt

Kind 2–3 Wochen früher oder auch später zur Welt kommen kann. Ihr eigener Biorhythmus verändert sich je nach Wetter, nur leider ist das kaum zur Vorhersage des Geburtstermins nutzbar. Genauso wie z.B. Herzinfarkte, Embolien oder Verkehrsunfälle häufiger bei bestimmten Wetterlagen auftreten, sind auch der Geburtsbeginn oder ein rascher Geburtsfortschritt statistisch häufiger in einer besonderen Wetterlage zu finden.

Für Sie, die Sie unter Umständen auch sonst stark wetterfühlig sind, bedeutet das nur, dass es eine gute Erklärung dafür gibt, wenn Sie sich an einigen Tagen wohler und an anderen Tagen nicht so wohl fühlen.

✶ Tabus Umwelt

Schützen Sie sich in der Schwangerschaft vor:
- großer Hitze oder Kälte (Versagen der Thermoregulation und Kreislaufprobleme)
- einer ständigen Lärmaussetzung größer als 90 Dezibel (Gefährdung der Gehörentwicklung des Kindes)
- allzu engem Kontakt mit Haustieren, insbesondere jungen Katzen (Infektionsgefährdung des Kindes)
- »Elektrosmog«, wenn sie ihn als reale Belastung empfinden
- Aufenthalt in rauchgefüllten Räumen (Gefährdung der kindlichen Entwicklung durch Ihr Passivrauchen)

Anhang

Allgemeine Informationen, medizinische Dienste für Laien

- Dr. Koop: www.drkoop.com
- Medline Plus: www.nlm.nih.gov/medlineplus/
- Netdoktor: www.netdoktor.de, www.netdoktor.at

Besondere Informationen für Schwangerschaft und Stillzeit

- Baby Guide: www.babyguide.at, www.babyguide.ch: www.babyguide.de
- Eltern: www.eltern.de
- Wir Eltern: www.wireltern.ch
- Eumom Ltd.: www.eumom.de
- Swissmom GmbH: www.swissmom.ch
- Deutsche Gesellschaft für Gynäkologie und Geburtshilfe e.V.: www.dggg.de
- Österreichische Gesellschaft für Gynäkologie und Geburtshilfe: www.oeggg.at
- Schweizerische Gesellschaft für Gynäkologie und Geburtshilfe: www.sggg.ch

zum Teil mit sehr guten Links zu vielen nützlichen Adressen zu Schwangerschaft, Stillen und zum Baby

- Bund Deutscher Hebammen e.V.: www.bdh.de
- Österreichisches Hebammengremium: www.hebammen.at
- Schweizerischer Hebammenverband: www.hebamme.ch

Ernährung und Genussmittel

- Deutsche Gesellschaft für Ernährung e.V.: www.dge.de
- Vegetarier – Bund Deutschlands e.V.: www.vegetarierbund.de
- DHS – Deutsche Hauptstelle gegen die Suchtgefahren e.V.: http:/www.projektgruppe-alkohol.de/alkohol-schwanger.htm
- BAG – Bundesamt für Gesundheit (Schweiz): www.bag.admin.ch
- Bundesministerium für Arbeit, Gesundheit und Soziales: www.bmgf.gv.at
- BMGS – Bundesministerium für Gesundheit und soziale Sicherung: www.bmgs.bund.de
- Rauchen: www.letitbe.ch

Anhang

Umstandskleidung

- Ebay: www.ebay.ch, www.ebay.de
- Neckermann Versand A.G.: www.neckermann.ch: www.neckermann.de
- Paulina: www.umstandsmode.de
- A pea in the pod: www.apeainthepod.com

Gesundheitsverhalten

- Deutsches grünes Kreuz: www.dgk.de
- Arzneimittelkompendium: www.documed.ch
- Rote Liste: www.rote-liste.de

Verkehr und Reisen

- ADAC: www.adac.de
- Auswärtiges Amt: www.auswaertiges-amt.de
- Reisemedizinisches Zentrum des Hamburger Tropeninstituts: www.gesundes-reisen.de
- Deutsche Gesellschaft für Tropenmedizin und internationale Gesundheit e.V.: www.dtg.mwn.de/impfen/impf.htm
- Tropenmedizin der Universität München: www.fitfortravel.de

Freizeitaktivitäten und Sport

- AOK: www.aok.de
- Webfamilie Österreich: www.webfamilie.at

und alle oben genannten Websites „Besondere Informationen für Schwangerschaft und Stillzeit"

Beruf

- Bundesministerium für Familie, Senioren, Frauen und Jugend: www.bmfsfj.de
- Bundesministerium für Umwelt, Naturschutz und Reaktorsicherheit: www.bmu.de/strahlenschutz/doc/2478.php
- Gewerbeaufsichtsämter nach Bundesländern: www.ni-d.de/Doc/gewauf.html

Umwelt

- NOVA-Institut GmbH: www.handywerte.de

Stichwortverzeichnis

A
Abführmittel 12 f
Abkühlung 127
Abnehmen 13 f
Adipositas 17
Aerobic 139 f
Airbag 100 f
Akupressur 62 f
Akupunktur 62 f
Alkohol 15 f
Alles-oder-nichts-Regel 16, 116
Allergie 43, 193
Amalgam 46 f, 169
Aminosäure 22
Amphetamine 68
Anencephalus 23
Angst 65, 104 f
Angurten 101 f
Antriebslosigkeit 87
Appetitzügler 14
Aqua-Fitness 124 f
Aquajogging 124 f
Arbeit, körperliche 167 f
Arbeitsgesetz 164, 167, 178
Arbeitsplatz 170, 178
Arbeitsplatzkonzentration, maximale 169 f
Arbeitsstoffverordnung 166
Arbeitsvertrag 166, 180
– unbefristeter 175, 177
Arbeitszeit 164
Arzneimittel 63 ff, 97, 108 f
Aspartam 39 f
Asthma 13
Atemnot 130
Atmung 147 f
Ausdauersport 136, 140, 157, 159
Ausdauertraining 152
Autofahren 100 ff, 121
Autogenes Training 65 f

B
Backgroundstrahlenbelastung 172
Baden 52, 125 f
Bakterien 43, 57, 77
Baldrian 66 f, 83, 89
Beckenbodenmuskel 147
Beckenendlage 67
Beine, müde 71 ff, 124
Beinvenenentleerung 145
Belastung 91
Bergkrankheit, akute 115
Beruf 163 ff
Berufstätigkeit 165 ff
Bildschirmtätigkeit 173 ff

Biorhythmus 194
Blasensprung, vorzeitiger 93
Blutarmut 19
Blutdruck 126, 128
Blut-Hirn-Schranke 88
Bluthochdruck 26 f
Blutkörperchen, rote 20, 132 f
Blutzuckerspiegel 30 ff
Body Mass Index (BMI) 17 f, 24, 32
Bodybuilding 156
Borreliose 95
Bräunung 129
Brechdurchfall 114

C
Cannabis 68
Cardio-Trainer 156
Chinin 118
Chloasma 130 f
Cholera 110 f
Coca-Cola 29, 39 f
Contergan 64
Cortisol 93
Crack 68
Cyclamat 39 f

D
Dammmassage 51
Dauerweile 47
Dehydrierung 114
Dekompressionskrankheit 154
Diabetes 32
Diät 13 f
Drogen 68 ff
Duschen 49

E
Economy class syndrome 107
Ei 42
Eisen 19 f, 22, 42
Eisenmangel 19 f
Eisenpräparat 19, 34
Eiweiß 21 f
Elektrolytverschiebung 105
Elektrosmog 189 f, 194
Elternzeit 175 f
Energiegewinnung
– aerobe 139
– anaerobe 144
Entspannung 52, 63, 65, 92, 125
– Yoga 159 f
Entzug 68 f
Erbrechen 57 f, 105
Erbschaden 173
Erkrankung, psychische 89

Ernährung 11 ff, 21 ff, 43
– vegane 41 f
– vegetarische 41 f
Eröffnungsphase 62
Ersatzarbeit 179
Erziehungsgeld 176

F
Fehlbildung 138
– Alkohol 15 f
– Arzneimittel 64
– Folsäuremangel 23
– Quecksilbervergiftung 46
– Sport 143
– Strahlung 120
– Tauchen 155
Fehlgeburt 36, 64, 165
Fette 21
Fettsäure, mehrfach ungesättigte 22 f
Fieber 109, 143
Fisch 21 f, 43
Fitness-Studio 156 f
Fleisch, rohes 37 ff, 43, 186 f
Flugangst 104 ff, 121
Flugbegleiterin 168
Flughafen, Sicherheitsschleuse 118 f
Flugreise 106 ff, 121
– Strahlenbelastung 119 ff
Flüssigkeit 49
Föhn 193
Folsäure 22 ff
Folsäuremangel 23
Folsäureprophylaxe 24
Freizeitaktivität 123 ff, 161
Frühgeburt 33, 56 f
– Durchfall 114
– Heben 93 f
– Infektion 37, 113
– Stress 92 f
Frühsommer-Meningoenzephalitis (FSME) 75, 95
FSME-Impfung 95
Füße
– geschwollene 71 ff, 87, 104, 124, 149, 159
– müde 79, 149, 159
Fußpflege 73
Fußpilz 70 f

G
Gebärmutter 84 f, 90, 130
Gebärmutterdurchblutung 185
Geburt 62 f, 193
Geburtenzahl 191
Geburtsgewicht 36

Stichwortverzeichnis

Geburtsschmerz 63
Geburtsvorbereitung 65
Geburtsvorbereitungskurs 147 f
Gelbfieber 110 f
Gesundheitsverhalten 61 ff, 97
Getränk, koffeinhaltiges 29
Gewicht 24 ff
Gewichtstraining 156 f, 161
Gewichtszunahme 24 f, 32
Glykämischer Index 31

H
Haarfärbemittel 47 f, 169
Haarpflege 47 ff
Haarspray 47, 169
Hämoglobinwert 19
Hämorrhoiden 50
Handy 189 f
Haustier 185, 194
Haut, unreine 50
Hautalterung 129
Hautdurchblutungssteigerung 132
Hautpflege 49 ff
Heben 93, 167
Heilkräuter 78 f, 82 ff
Heilmittel, pflanzliche 67, 82 ff, 97
Heimtrainer 144
Hepatitis 69, 110 f
Heroin 68
Herzfrequenz 125, 150
– Anstieg 105, 128
– Training 139, 159
– Walking 157 f
Herzklopfen 90
Herzrasen 130
Hitze 128, 131, 167 f, 184 f, 194
Hitzekollaps 131 f
Höhe 115 ff, 132 f
Hohlvene 85
Hopfen 66 f, 83, 89
Hörschaden 187
Hörschutz 188
Hund 187
Hygiene, persönliche 38
Hyperimmunglobulin 96
Hyperventilation 91, 105

I
Immunabwehr 78
Immunglobulin 74, 96
Impfschutz, passiver 74, 96
Impfung 73 f, 97, 110 f
Indische
– Brücke 75 f
– Wendung 75 f
Infektion 109, 113 f, 185
– Eisenmangel 20
– im Schwimmbad 77 f

Insekten-Repellentien 117
Intelligenzdefekt 15

J
Jod 22
Jogging 136, 140 f
Johanniskraut 83

K
Kälte 167, 184, 194
Kalzium 22, 26 ff, 40, 42
Kamille 50, 83
Karies 57
Karieskeim 56
Katze 185 ff
Kindbewegung 188
Kleidung 53, 112, 114
Kneipp-Kur 78 ff
Knochendichte 28
Koffein 28 ff
Kohlenhydrate 21, 30 ff, 39
Kohlenmonoxid 35, 170
Kokain 68
Kompressionsstrumpf 71 f, 87, 90, 104
– Fliegen 107
Körperkerntemperatur 132, 138, 143
Körperpflege 45 ff, 58
Kosmetika 48
Krampfader 13, 90, 104, 137
Krebsauslösung 173
Kreislaufkollaps 85
Kündigungsschutz 177 f

L
Lachgas 55, 169, 171
Lakritze 32 f
Lärm 187 ff, 194
Lebensmittel 31, 113
Lebensmittelvergiftung 37 f
Leistungssport 141 ff
Lendenlordose 90
Lichtwende 76
Liebe 80 ff, 97
Liegen 56
Lippenstift 51
Lohnausgleich 178 f
Lohnfortzahlung 177
Lösungsmittel 169
Low-impact-Übung 140
Lyme-Krankheit 95

M
Magnesium 12, 22, 33 ff
Magnesiummangel 35
Magnetfeld 119, 172 f
Magnetresonanzimaging 119, 172
MAK-Wert 169 f
Malaria 117 f

Marathon 143 f
Massage 51 ff
Meditation 160
Methadonprogramm 69 f
Mikrowelle 189 f
Milch 42 f
Milchsäure 139, 144
Missbildung s. Fehlbildung
Mobilfunk 189 f
Mond 191
Moskitoschutz 117
Moxibustion 76
Müdigkeit 20, 86 f
Mundhygiene 56
Muskelarbeit 167
Mutterpass 112
Mutterschutz 179
Mutterschutzgesetz 89, 91, 164 f, 178 ff
– Schichtdienst 168
– Tragen 93

N
Nachtarbeit 164 f
Narkosegas 171
Nordic Walking 157 f
Notfall 112

O
Obligationenrecht 167, 178
Ödem 87, 124
Omega-3-Fettsäure 23
Organogenese 64

P
Parasympathikus 66
Passivrauchen 192 f
Pflanzenextrakt 79
Phosphorsäure 40
Phytopharmaka 67
Phytotherapie 82 f
Pigmentierung, fleckige 129 ff
Pilzinfektion 70 f, 77, 126
Placenta praevia 36
Plazenta 28, 46, 88, 109
Polio 74, 110
Präeklampsie 25, 27, 35
Prostaglandine 80
Psychopharmaka 88 f, 97
Puls 139

Q
Quecksilber 21, 46 f

R
Radfahren 144 ff, 161
Rauchen 35 ff, 171, 192 f
Reiseapotheke 108 f
Reiseimpfung 110 f, 121
Reisen 99 ff, 111 ff, 121
– in große Höhen 115 ff

Stichwortverzeichnis

– in Malariagebiet 117 f
– in die Tropen 113 ff
Reiseübelkeit 106
Reiten 146 f
Risiko, berufstypisches 167 ff
Risikoschwangerschaft 37, 69
Röntgenaufnahme 55
Röntgendurchleuchtung 172
Röntgenstrahlen 174
Röntgenverordnung 166
Rückenlage 84 f, 97, 130
Rückenlage-Schocksyndrom 85
Rückenschmerz 90, 125

S
Saccharin 39 f
Salmonellen 37, 42 f
Sauerstoffmangel 20, 132
– Höhenaufenthalt 115 f
– Malaria 118
– Rauchen 35
– Sport 138, 142 f
Sauna 70 f, 77, 127 f
Schadstoffe 48, 169 ff, 192
Scheideninfektion 77 f
Scheidenspülung 50, 58
Schichtdienst 164 f, 168
Schlaf 86 f
Schlaflosigkeit 89, 91
Schlafmittel 67, 88 f, 97
– alternative 87
Schmerz 65
Schokolade 28
Schwangerschaftsdiabetes 26, 31, 134, 136
Schwangerschaftsgymnastik 147 f
Schwangerschaftshochdruck 26
Schwangerschaftshormon 13, 56
Schwangerschaftskomplikation 94, 96
Schwangerschaftsstreifen 50 f
Schwangerschaftsvergiftung 25, 27, 35
Schwangerschaftsvorsorge-Untersuchung 179
Schweigepflicht 166
Schweißausbruch 91, 130
Schwimmbad 70 f, 77 f, 124
Schwimmen 148 ff
Schwindel 90
Schwitzen 49
Segelfliegen 150 f, 161
Sex 80 f
Sicherheitsschleuse 118 f
Ski alpin 151 f
Ski-Langlauf 136, 152 f
Solarium 128 ff
Sonnen im Solarium 128 ff

Sonnenbad 112, 131 f, 161
Spina bifida 23
Sport 123 ff, 134 ff, 161
– in der Höhe 132 f
Sportart 139 ff
– anstrengende 161
– geeignete 135 ff
– riskante 138
– sturzträchtige 161
– unpassende 137 f
Spurenelemente 22, 42
Stehen 89 ff, 97, 167 ff
Steißlage 63, 75
Stillen 166
Strahlen, ionisierende 171 ff
Strahlenbelastung 55, 119 ff
Strahlenschutzverordnung 166, 171
Strahlung, kosmische 106, 119
Stress 91 ff, 97, 104, 165
– körperlicher 167 ff
Stresshormon 91 ff, 105
Sturz 147, 151
Süßholz 32 f, 84
Süßstoff 39 f
Sympathikus 66

T
Tampon 77
Tanzen 153 f
Tauchen 154 f
Temperaturreiz 78
Teratogen 16, 143, 173
Tetanus 110 f
Thrombose 72, 104, 107 f
Tollwut 110 f
Totgeburt 29
Toxoplasmose 37, 186 f
Traditionelle Chinesische Medizin 62
Tragen 93 f
Training 156 f
Trinken 49
Tropenkrankheit 110
Tropenreisen 113 ff, 117
Tuberkulose 110 f
Typhus 110 f

U
Übelkeit 105 f
Überanstrengung 134
Übergewicht 17
Übersäuerung 144
Überstunden 164
Umwelt 183 ff, 194
Unfall 100, 103, 138, 152
Untergewicht 24, 26
Unterzuckerung 138
UV-Filter 131
UV-Licht 128 f

V
Valsalva-Manöver 140, 156
Vegetarierin 19
Vegetarismus 41 f
Venenentzündung 72 f, 104, 159
Verhaltensauffälligkeit 15 f
– Arzneimittel 88
– Drogen 68
– Passivrauchen 193
– Stress 93
Verkehr 99 ff, 121
Verletzung 104, 134 f, 138
Verstopfung 12, 34, 112
Vitamin
– A 43
– B 22
– B12 41 f
– C 20, 22
– D-Mangel 42
Vitamine 21 f, 42
Vollmond 191

W
Wachstumsrückstand 94, 96
– Koffein 29
– Sport 138
Wachstumsstörung 109
Wadenkrämpfe 34 f
Walking 157 f
Wandern 158 f
Wärme 167, 184
Wasseranwendung 78 f
Wassereinlagerung 25
Wassertreten 124
Wehen, vorzeitige 33, 82, 93
– -Infektion 109
– -Sport 138
Wehenschmerz 52, 160
Wetter 193 f
Whirlpool 77, 125 f, 161
Wiegen 26
Wohlfühlen 53 f

Y
Yoga 159 f

Z
Zahnarztbesuch 54 ff
Zahnfleischentzündung 56 ff
Zahnfüllung 46 f
Zahnpflege 56 ff
Zeckenbiss 95 f
Zentralisation 184
Zilgrei-Methode 76
Zink 22
Zoonose 185
Zucker 39
Zunehmen 17, 24 f
Zupfmassage 50 f

| Leserservice: |

Wenn Sie Fragen oder Anregungen zu diesem Buch haben, schreiben Sie uns:
TRIAS Verlag
Postfach 30 05 04
70445 Stuttgart
Oder besuchen Sie uns im Internet:
www.trias-gesundheit.de

Bibliografische Information der Deutschen Bibliothek
Die Deutsche Bibliothek verzeichnet diese Publikation in der Deutschen Nationalbibliografie; detaillierte bibliografische Daten sind im Internet über http://dnb.ddb.de abrufbar

Programmplanung:
Sibylle Duelli

Lektorat:
Anja Fleischhauer

Umschlaggestaltung:
Cyclus · Visuelle Kommunikation, Stuttgart

Umschlagfoto: ZEFA

Fotos:
Bildarchiv der Thieme Verlagsgruppe;
S. 9, S. 18/183 Mauritius

© 2005 TRIAS Verlag in MVS
Medizinverlage Stuttgart GmbH & Co. KG
Oswald-Hesse-Str. 50
70469 Stuttgart
Printed in Germany

Satz: Fotosatz H. Buck, Kumhausen
Druck: Druckhaus Götz, Ludwigsburg

ISBN 3-8304-3246-1   2 3 4 5 6

Geschützte Warennamen (Warenzeichen) werden **nicht** besonders kenntlich gemacht. Aus dem Fehlen eines solchen Hinweises kann also nicht geschlossen werden, dass es sich um einen freien Warennamen handelt.
Das Werk, einschließlich aller seiner Teile, ist urheberrechtlich geschützt. Jede Verwertung außerhalb der engen Grenzen des Urheberrechtsgesetzes ist ohne Zustimmung des Verlages unzulässig und strafbar. Das gilt insbesondere für Vervielfältigungen, Übersetzungen, Mikroverfilmungen und die Einspeicherung und Verarbeitung in elektronischen Systemen.